柴山謙太郎 東京ベイ・浦安市川医療センター循環器内科

POC心エコー
ただいま診断中！

POINT OF CARE ECHOCARDIOGRAPHY IN EMERGENCY

中外医学社

巻頭言

　循環器疾患を取り巻く世界は大きな変化を起こし続けている．特に高齢者が治療対象に含まれるようになり，それぞれの症例は多様性を増している．このような変化に柔軟に対応するために，多職種で構成されるハートチームは循環器疾患の対応に必須の組織になった．

　そのようなチームでは，心疾患を的確に表現し，最適な治療を導くための共通言語が常に求められている．その代表は心エコー図で，質の高いハートチームには質の高い心エコー図が必ず用いられている．特に重要なことは心エコー図の数字を一人歩きさせることなく，その論理的背景を理解し，その結果を的確に応用することである．心エコー図に限ったことではないが，基礎を確実に理解することは，最先端を理解し，最適な診療に導く重要な学びである．

　POC心エコーは心エコー図の基礎を再定義している．心エコー図を専門とするスタッフにとって，その内容は特に目新しいものではない．しかし初心者にとっては，POC心エコーで整理された基礎をしっかりと理解し，新しい世界に進むための最も効率のよい学びとなるであろう．

　本書は柴山謙太郎医師の熱意に溢れている．POC心エコーからその応用まで，論理的骨格がフローチャートによって可視化され，症例ベースに実例が明示された．さらに，実際の記録方法が丁寧に示されており，本書の学問的価値と実用的価値を高めている．

　この本が広く迎えられ，1人でも多くの症例を救うことに繋がることが私達ハートチームの願いである．

　　2019年1月吉日

　　　　　　　　　　東京ベイ・浦安市川医療センター　ハートセンター長

　　　　　　　　　　渡辺弘之

序

みなさんは「POCUS（Point of Care Ultrasound）」を知っていますか？

この本を手にしている方の多くは，ER や病棟のベッドサイド（Point of Care を略して POC と呼ぶ）であてる簡便な超音波検査が「POCUS」であることをご存知かもしれません．この「POCUS」は，近年の本邦での専門医制度の変化や研修方法の多様化に伴ってとくに注目を集めています．循環器疾患は緊急性が高いため初期対応の差がその後の診断や治療に大きく影響しますが，循環器領域の POCUS である『POC 心エコー』はその初期対応に大きな差を生み出します．そのため，循環器疾患の初期対応にあたる際，『POC 心エコー』を十分に理解しておけば緊急時や診断に困る場合に有用な武器となります．

『POC 心エコー』には「Focused Cardiac Ultrasound（FOCUS）」と「Limited Transthoracic Echocardiography（TTE$_L$）」という概念があり，心エコーを専門としない医療従事者において，心エコー経験値に左右されにくい FOCUS の有用性が認識されています．一方，TTE$_L$ は「知識と経験を要する診断を導くための心エコー」と定義され，循環器専門医など心エコー上級者によるエキスパートオピニオンとして活用されます．この本では，FOCUS や TTE$_L$ のハウツーを記すのみでなく，どのように FOCUS と TTE$_L$ が解釈されたのか，どのようにその後の検査や治療に活かされたのかに注目して実症例から学べるようにしました．私の立場上やや循環器専門医よりの目線となってしまっているかもしれませんが，内容に至らない点があれば是非ご指摘いただければ幸いです．

本書を作成するにあたり中外医学社 宮崎さん，沖田さんには多大なアドバイスを頂き，この場を借りて厚くお礼申し上げます．また，いつも最大のサポートをしてくれる家族にも重ねて感謝したいと思います．

2018 年 12 月吉日

柴山 謙太郎

本書の使い方

　この本では，1. 心エコーを描出しよう，2. How to POC 心エコー，3. 実践で学ぶ POC 心エコーを通じて，POC 心エコーの知識や解釈法だけでなく，実際の症例での確定診断に至るまでの診断の進め方やその後の治療など，実臨床に沿った情報を盛り込みました．各パートのポイントや使い方は以下を参考にしてください．

　また，YouTube にて『POC 心エコー』のアカウント名で本書動画をアップしています．是非，チャンネル登録をしてご活用ください！

POC 心エコー
https://www.youtube.com/channel/UCT2DYlxfZynZwBozE-bun1w

1. 心エコーを描出しよう
- POC（Point of Care）心エコーを施行するための知識を知る（6〜10 頁）
- POC 心エコーの基本断面を学ぶ（11〜21 頁）

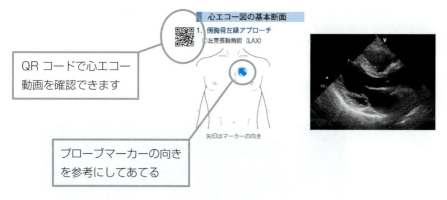

- POC 心エコーで用いる M モードやドプラ法を理解する（22〜27 頁）

2. How to POC 心エコー
- POC 心エコーで用いる FOCUS（Focused Cardiac Ultrasound）の方法を知る（30〜39 頁）
- FOCUS で得られた所見の解釈方法をフローチャートで理解する（40〜49 頁）
- TTE_L で各疾患の診断に参考となるような所見を探す（54〜136 頁）

i

▶合併症診断
A) 機械的合併症：左室自由壁破裂

機械的合併症は心筋梗塞の発症から遅れて壊死心筋の断裂に伴い生じる．ACS後にショックとなり心嚢水や右室の虚脱を認めれば，左室自由壁破裂を疑う．短時間で血行動態の破綻をきたすため，POC心エコーでの早急な診断が重要となる．

■心嚢水（心嚢腔血腫）
　特異度♥♥♥，感度♥♥♥

■右室虚脱
　特異度♥♥♥，感度♥♥

QRコードで動画を確認

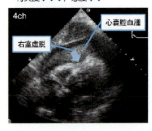

各所見の診断に対する特異度・感度を3段階評価　※筆者の主観的評価です

3. 実践で学ぶPOC心エコー

- 典型的な循環器の各症状に対する診療の流れをフローチャートで理解する
- 実際の症例をもとにPOC心エコーのタイミングや意義を理解する
　➢FOCUSの動画をチェックして各項目の有無を確認する

QRコードで動画を確認

FOCUS

拡張末期　　　　　収縮末期

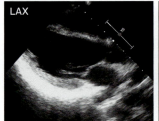
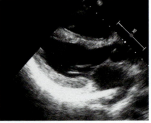

☑ 左室：著明な拡大はなし，収縮能は高度低下
☑ 右室：拡大なし，虚脱を否定できない
☑ 心嚢水：右室前面に貯留あり
☑ IVC：拡大あり，呼吸性変動消失

異常所見は青文字

➤ TTE_Lの動画をチェックして特異度・感度の高い所見がないかを確認する

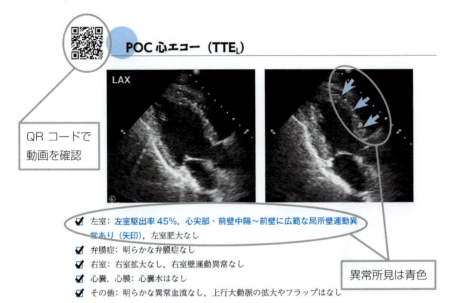

付録．心エコー図の基準値

- 正常心エコーの心臓サイズを記載（267〜268頁）
- 弁膜症の基準値を記載（268〜269頁）
- POC心エコーでは上記を全て計測・評価する必要はないことに留意

Contents

本書の使い方 …………………………………………………………… i

序論 ……………………………………………………………………… 1

　状況による心エコー分類 ……………………………………………… 1

　主訴からフローチャートで考える …………………………………… 2

1 心エコーを描出しよう　　　　　　　　5

1 エコープローブの選び方 …………………………………… 6

　エコープローブの種類 ………………………………………………… 6

　プローブ選択のポイント ……………………………………………… 6

2 エコープローブの使い方 …………………………………… 7

　エコープローブの持ち方 ……………………………………………… 7

　エコープローブの操作方法 …………………………………………… 8

3 体位と呼吸 ………………………………………………… 9

　体位 ……………………………………………………………………… 9

　呼吸 ……………………………………………………………………… 10

4 アプローチと基本断面 ……………………………………… 11

　心エコープローブのアプローチ ……………………………………… 11

　心エコー図の描出断面 ………………………………………………… 11

　心エコー図の基本断面 ………………………………………………… 12

5 M モード法，ドプラ法 …………………………………… 22

　M モード法 ……………………………………………………………… 22

　カラードプラ法 ………………………………………………………… 23

　連続波ドプラ …………………………………………………………… 25

v

| パルスドプラ | 26 |
| 組織ドプラ | 26 |

2　How to POC 心エコー
―FOCUS と TTE_L はこう使う―
29

A．FOCUS で病態評価

1　FOCUS の評価ポイント 30

FOCUS 基本断面とチェックポイント 30
1. 傍胸骨左縁アプローチ 31
2. 心尖部アプローチ 34
3. 心窩部アプローチ 36

2　FOCUS フローチャート: ショック 40
1. 血液分布異常性ショック・循環血液減少性ショックの除外 41
2. 閉塞性ショックの除外 42
3. 心原性ショックの鑑別 43
4. TTE_L へすすむ 44

3　FOCUS フローチャート: ショック以外 45
1. 血液分布異常や循環血液減少をきたす疾患の除外 46
2. 閉塞性疾患や特殊な病態がないか? 46
3. 心疾患の鑑別 47
4. TTE_L 49

コラム RUSH と FOCUS は区別する? 50

B．TTE_L で鑑別診断

1　急性心不全 54

2　心タンポナーデ 63

3　急性冠症候群 69

4	大動脈弁狭窄症	85
	AS の血行動態	86
	AS の視覚的スコア	88
	重症度ステージ評価	90
	AS の成因	92
	低拍出低圧較差 AS とは？	94
5	急性大動脈弁逆流症	97
	急性 AR をきたす主な原因	100
6	急性僧帽弁逆流症	101
	急性 MR のおもな原因	103
7	拡張型心筋症	105
	特定心筋疾患の分類	106
8	閉塞性肥大型心筋症	110
	肥大型心筋症の肥大様式の分類	113
9	急性心筋炎	116
10	感染性心内膜炎	120
11	肺血栓塞栓症	125
	Simplified Well's Score	126
12	急性大動脈解離	129

3 実践で学ぶ POC 心エコー
―主訴からフローチャートで考える―
137

1	ショック	138
	1 元気な高齢女性を襲ったショック	141
	低拍出低圧較差 AS	149
	血行動態が不安定な AS への緊急対応	150
	2 若年女性の発熱と胸痛を伴うショック	153
	急性心筋炎の治療	162

vii

3	呼吸苦を伴うショック	……………………	163
	肺血栓塞栓症の臨床分類		172

2 胸痛 …………………………………………… 173
心血管の"6 Killer"chest pains　　175

1 通勤中に生じた突然の胸痛 …………………… 176
緊急冠動脈造影を考慮するハイリスク症例　　183
再灌流時間　　185

2 腰背部痛を伴う胸痛 …………………………… 187
Stanford A 型大動脈解離に対する急性期治療　　194

3 失神 …………………………………………… 196

1 高齢男性の繰り返す失神 ……………………… 199
完全房室ブロックの原因と頻度　　207

2 軽労作で生じた失神 …………………………… 208
肥大型心筋症の突然死リスク　　215
経皮的中隔心筋焼灼術　　216

4 呼吸困難 ……………………………………… 218

1 若年男性の呼吸困難 …………………………… 221
低拍出量症候群　　230
特発性拡張型心筋症の診断基準　　231

2 微熱を伴う突然の呼吸困難 …………………… 233
IE に対する早期手術についての推奨とエビデンスレベル　　242

5 動悸 …………………………………………… 244

1 動悸で紹介された中年女性 …………………… 246
僧帽弁狭窄症　　253
抗凝固薬の選択　　254

6 浮腫 …………………………………………… 256

1 若年男性の全身浮腫 …………………………… 258
高心拍出量症候群　　266

付録　心エコー図の基準値 ……………………………… 267

索引 ……………………………………………………… 270

序論

　心エコーは柔軟な診断ツールであるがゆえに，状況ごとの活用方法が不明確になりがちである．そこで，状況に適した心エコーを施行するために，"症例緊急度"と"心エコー経験値"をもとに心エコーを分類すると効率がよい（図1）．さらに，この本では時間軸まで考慮することで，より臨床現場にあったフローチャート（図2）を提案する．

状況による心エコー分類

● **FOCUS**（Focused Cardiac Ultrasound）[1]
　緊急性が高い症例に対して，Point of Care で施行される簡易的な病態評価を目的とした心エコー．決められたBモードの基本断面をもとに，決められた所見の有無を評価する．
＊Point of Care：「患者のベッドサイド」の意味

> **メリット**：心エコー画像や評価項目が限られるため，心エコー経験値によらず一定の病態評価が可能である
> **デメリット**：FOCUS のみでは鑑別疾患の診断や合併症の除外が難しい場合がある

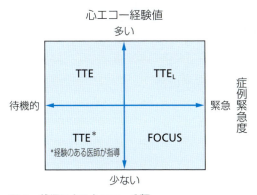

図1　状況による心エコー分類

● **TTE_L**(Limited Transthoracic Echocardiography)[1] ....

緊急性の高い症例に対して，Point of Care で知識と経験に基づいて鑑別疾患の診断や合併症の除外まで目的とした心エコー．とくに鑑別疾患の感度や特異度が高い所見に注目する．

> **メリット**：最小限の心エコー画像をもとに，Point of Care で診断に近づくことができる
> **デメリット**：TTE_L による診断は，施行者の経験値によっては診断を誤る可能性がある

● **TTE**（Comprehensive Transthoracic Echocardiography）[1] ....

緊急性の低い症例に対して，検査室で待機的に施行される包括的な心エコー．

> **メリット**：すべての心エコー画像を描出して系統的に読影することで，病態評価や診断のもれを減らすことができる
> **デメリット**：読影する医師の経験値によって，評価が不十分となる可能性がある

主訴からフローチャートで考える

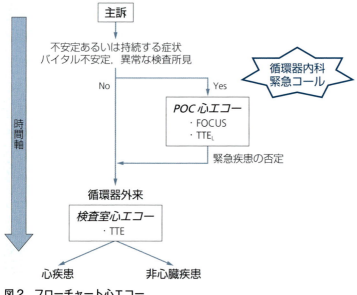

図2　フローチャート心エコー

序論

● POC心エコー ································· 当本のターゲット！

　患者状態が不安定な場合，Point of Care（POC）で問診や身体所見や簡便な検査（POC testing：POCT）で病態を把握し鑑別を進めることが重要である．POC心エコー（FOCUSとTTE$_L$）はPOCTの一つであり，診療している場所で診断や治療に反映させることができる[1,2]．
　＊POCT：患者のベッドサイドで行う検査．胸部レントゲンや心電図などがそれにあたる．

● 検査室心エコー ································

　患者状態が安定していれば，最大限の情報を得るために検査室でTTEを施行する．心エコー経験値の高い医師が読影することにより，病態評価や診断のもれが少なくなる．

フローチャートに沿ってPOC心エコーと検査室心エコーを施行すれば，臨床現場に適した心エコーを施行することができる．

●文献●
1) Spencer KT, et al. Focused cardiac ultrasound：Recommendations from the American Society of Echocardiography. J Am Soc Echocardiogr. 2013；26：567-81.
2) Labovitz AJ, et al. Focused cardiac ultrasound in the emergent setting：a consensus statement of the American Society of Echocardiography and American College of Emergency Physicians. J Am Soc Echocardiogr. 2010；23：1225-30.

1

心エコーを描出しよう

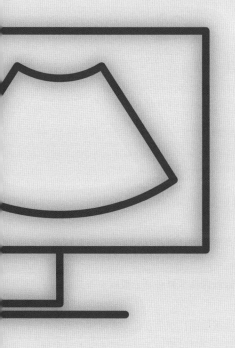

心エコーでは状況に合わせた画像の描出が重要となる．そのためにはエコープローブの種類，操作方法，アプローチを知る必要がある．そして基本断面やドプラ法の基本を理解しておくことで，心エコーを適切に施行できる．

1 心エコーを描出しよう

1 エコープローブの選び方

エコープローブの種類

プローブ	セクター	リニア	コンベックス
中心周波数	2〜7.5 MHz	2.5〜12 MHz	2〜7.5 MHz
特徴	接地面が小さい．浅い視野は狭いが，深い視野を広く観察できる．	接地面は広い．浅い視野を広く良好な分解能で観察できる．	接地面は広い．浅い視野だけでなく，深い視野も広く観察できる．
対象	心臓，大血管	末梢血管，表在臓器	腹部

プローブ選択のポイント

①周波数

　周波数が高いほど分解能は向上するが，診断距離は短くなって深部の観察が困難になる．

⇒　表在組織は高周波プローブ，深部組織は低周波プローブで観察する．

②エコーウィンドウ

　セクタープローブではエコーウィンドウ（接地面）が小さくても深部の観察が可能．一方，リニアおよびコンベックスプローブでは広いエコーウィンドウを確保する必要がある．

⇒　心エコーでは肋骨によりエコーウィンドウが狭いため，セクタープローブでの観察が適切．

6　　1　エコープローブの選び方

1　心エコーを描出しよう

2　エコープローブの使い方

エコープローブの持ち方

①基本アプローチ

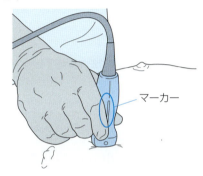

マーカー

- ☑ 手でペンを持つように握る．
- ☑ プローブ横についているマーカーの向きを意識することで，画像の方向を把握できる．

②心窩部アプローチ

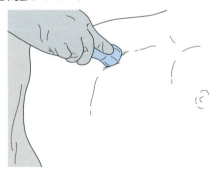

- ☑ 掌で包むように握る．
- ☑ 第2指でプローブを胸骨下に密着させる．
- ☑ 主に心窩部アプローチで用いる．

エコープローブの操作方法

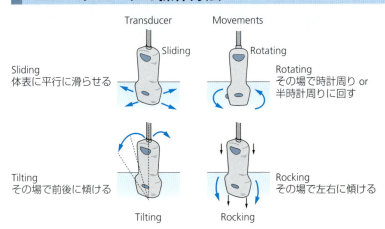

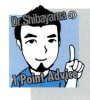

心エコーにはセクタープローブを用いる．自分の手でプローブを操作して，どの程度動かすのか，どの程度回転させるのか，どの程度の強さであてるのかを実感しよう！

1 心エコーを描出しよう

3 体位と呼吸

◾ 体位

①傍胸骨アプローチ

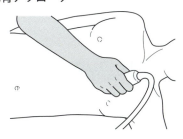

- ☑ 左側臥位（肺が左方に偏位し，エコーウィンドウが得られるため）
- ☑ 肺気腫患者では伏臥位に近い左側臥位にする．
- ☑ 胸骨左縁の第3ないし第4肋間からエコービームを投入．

②心尖部アプローチ

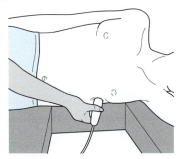

- ☑ 左側臥位（肺が左方に偏位し，エコーウィンドウが得られるため）
- ☑ 心尖部（肋間は被検者ごとに異なる）からエコービームを投入．
- ☑ 正常心尖部は左鎖骨中線外側だが，心拡大患者では左中腋窩線まで偏位する．

③心窩部アプローチ

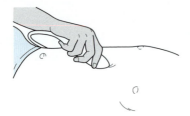

- ☑ 仰臥位
- ☑ エコービームを被検者左肩に向ける．
- ☑ 緊急時などで，体位変換できない患者に特に有用．

呼吸

- ☑ 傍胸骨アプローチでは深呼気で良好な画像が得られる場合が多い（肺が萎み，エコーウィンドウが得られるため）．
- ☑ 心尖部アプローチでは深吸気で良好な画像が得られることがある．

1 心エコーを描出しよう

4 アプローチと基本断面

◼ 心エコープローブのアプローチ

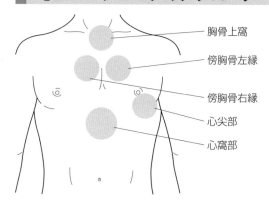

- 胸骨上窩
- 傍胸骨左縁
- 傍胸骨右縁
- 心尖部
- 心窩部

◼ 心エコー図の描出断面

		POC 心エコー		検査室心エコー
		FOCUS	TTE$_L$	TTE
	状況	緊急	緊急	待機的
	経験値	小	中〜大	大
	ドプラ法	なし	あり	あり
アプローチ	断面			
傍胸骨左縁	左室長軸断面 Long axis: LAX	●	●	●
	左室短軸断面 Short axis: SAX	●	●	●
	右室流入路長軸断面		●	●
心尖部	四腔断面 Four chamber: 4ch	●	●	●
	二腔断面 Two chamber: 2ch		●	●

		POC 心エコー		検査室心エコー
		FOCUS	TTE_L	TTE
心窩部	三腔断面 Three chamber: 3ch		●	●
	五腔断面 Five chamber: 5ch		●	●
	四腔断面 Four chamber: 4ch	●	●	●
	下大静脈縦断面 Inferior vena cova: IVC	●	●	●
胸骨上窩	大動脈弓部長軸断面		●(疾患に応じて)	●(疾患に応じて)
傍胸骨右縁	大動脈基部断面		●(疾患に応じて)	●(疾患に応じて)
腹部	腹部大動脈断面		●(疾患に応じて)	●
その他			●(疾患に応じて)	●(疾患に応じて)

心エコー図の基本断面

1. 傍胸骨左縁アプローチ

①左室長軸断面（LAX）

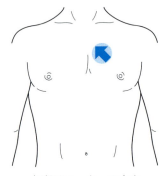

矢印はマーカーの向き

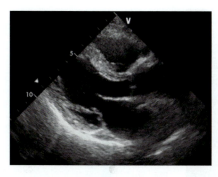
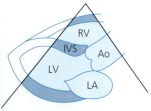

＊LV：左室，LA：左房，
　RV：右室，Ao：大動脈，
　IVS：心室中隔

＜描出のポイント＞
☑ 胸骨左縁第3肋間，第4肋間でアプローチ．
☑ 左室長軸を含み，左室流出路（および大動脈弁）と流入路（および僧帽弁）を同一断面で描出．
☑ 心尖部の評価ができない．そのため，左冠動脈前下行枝病変を疑ったときはその他断面も併せて評価する．
☑ 大動脈径，左室径，左室壁厚の計測に適している．

＜観察可能な構造物＞
左室（前壁中隔，後壁），大動脈弁・僧帽弁，左房，上行大動脈，右室流出路

②左室短軸断面（SAX）

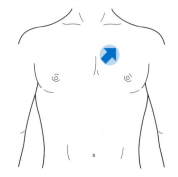

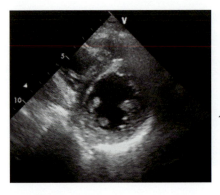
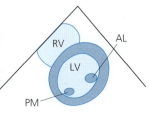

＊LV：左室，RV：右室，
AL：前外側乳頭筋，
PM：後内側乳頭筋

大動脈弁短軸断面（SAX）

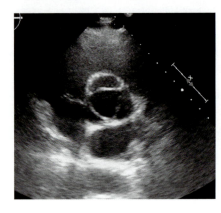
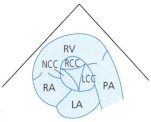

＊LA：左房，RA：右房，
RV：右室，PA：肺動脈，
LCC：左冠尖，NCC：無冠尖，
RCC：右冠尖

＜描出のポイント＞
- ☑ LAX からプローブを 90°時計回転．
- ☑ 左室は正円形に，右室は三日月形に描出される．
- ☑ 左室流出路，僧帽弁，乳頭筋の 3 断面で観察．
- ☑ 大動脈弁の短軸像を描出できる．
- ☑ 心室中隔の平坦化を評価するのに適している．

＜観察可能な構造物＞
左室，左房，右室，右房，僧帽弁・三尖弁・大動脈弁・肺動脈弁，大動脈，肺動脈，心室中隔，心房中隔

③右室流入路断面

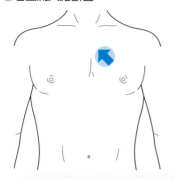

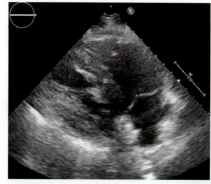

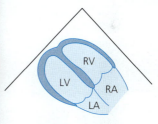

＊LV：左室，LA：左房，
　RV：右室，RA：右房

＜描出のポイント＞
☑ LAX から内側に傾ける．
☑ 三尖弁逆流を観察しやすい．
＜観察可能な構造物＞
　右室，三尖弁，右房

2. 心尖部アプローチ
①四腔断面（4 ch）

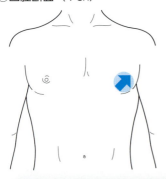

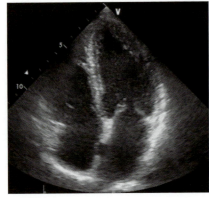
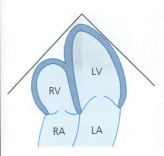

＊LV：左室，LA：左房，
　RV：右室，RA：右房

＜描出のポイント＞
- ☑ 第5肋間鎖骨中線からアプローチ．
- ☑ 左室拡大に伴い，外側下方に偏位．
- ☑ 左室全体を観察できるため，左室収縮能の評価に有用．
- ☑ 右心系（右心機能や三尖弁）を観察しやすい断面．

＜観察可能な構造物＞
左室（心尖部，中隔，側壁），左房，僧帽弁，右室，右房，三尖弁，心房中隔

②二腔断面（2 ch）

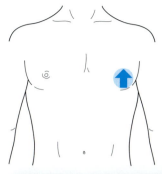

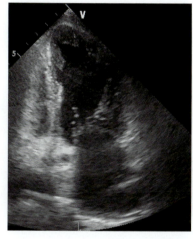
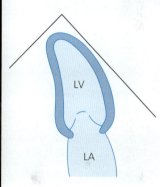

＊LV：左室, LA：左房

＜描出のポイント＞
☑ 4 ch から半時計回転して描出.
☑ 左室全体を観察できるため，左室収縮能の評価に有用.
☑ 僧帽弁の交連像，胸部下行大動脈の長軸像を観察できる.
＜観察可能な構造物＞
　左室（心尖部，前壁，下壁），左房，僧帽弁，胸部下行大動脈

③三腔断面（3 ch）

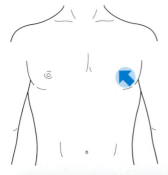

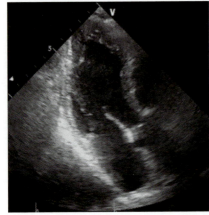

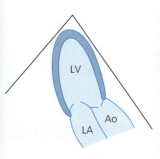

＊LV：左室，LA：左房，
　Ao：大動脈

＜描出のポイント＞
☑ 2 ch から半時計回転して描出可能．
☑ 左室全体を観察できるため，左室収縮能の評価に有用．
☑ 左室流出路や大動脈弁・僧帽弁を観察できる．
＜観察可能な構造物＞
　左室（心尖部，前壁中隔，後壁），左房，僧帽弁・大動脈弁，胸部下行大動脈

④五腔断面（5 ch）

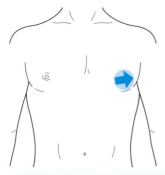

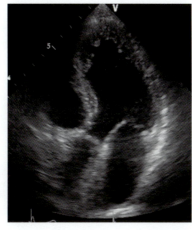
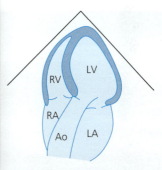

＊LV：左室, LA：左房,
　RV：右室, RA：右房,
　Ao：大動脈

＜描出のポイント＞
☑ 4 ch から少し時計回転して描出.
☑ 左室全体を観察できるため, 左室収縮能の評価に有用.
☑ 左室流出路や大動脈弁・僧帽弁を観察できる.
＜観察可能な構造物＞
　左室（心尖部, 前壁中隔, 後壁）, 左房, 僧帽弁, 大動脈弁

3. 心窩部アプローチ
① 四腔断面（4 ch）

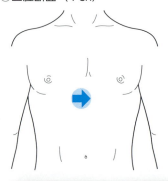

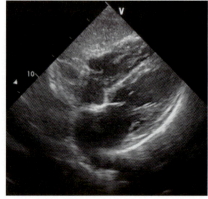
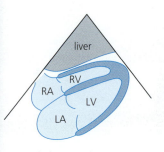

＊LV：左室，LA：左房，
RV：右室，RA：右房

＜描出のポイント＞
- ☑ 心窩部から上方にプローブを傾けると描出できる．
- ☑ 体位変換が困難であっても，両心室の評価が可能．
- ☑ 心房中隔や右室前方の心嚢水の評価に有用．

＜観察可能な構造物＞
左室（心尖部，側壁，中隔），左房，僧帽弁・三尖弁，右室，右房，心房中隔

②下大静脈縦断面（IVC）

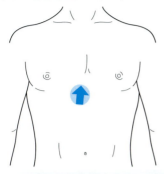

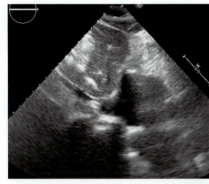
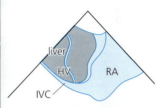

＊RA：右房，HV：肝静脈
　IVC：下大静脈

＜描出のポイント＞
☑ 心窩部から肝臓側にプローブを傾けると描出できる．
☑ 下大静脈径や呼吸性変動の評価に有用．
＜観察可能な構造物＞
下大静脈，右房

心エコーアプローチと基本断面を理解すると，心臓の位置や解剖の理解につながる．

1 心エコーを描出しよう

5 Mモード法, ドプラ法

　普段用いている心エコー断面（Bモード法）以外に，Mモード法やドプラ法を使いこなすことで診断の幅を広げることができる．Mモード法は心エコーで古くから用いられており，1次元の超音波信号を時間軸で2次元に表示する画像である．ドプラ法はドプラ効果を利用して血液や組織の移動速度を表示，計測する方法である．

▌Mモード法

- ☑ Mモード法は，カーソル上の反射ビームを信号化（縦軸）して時間方向（横軸）に展開する画像．
- ☑ 良好な距離分解能と時間分解能を有する．

①画像の描出
　　対象のBモード画像を描出する．

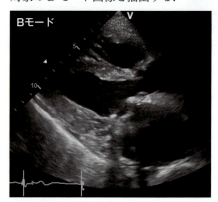

②カーソルの設定
③Mモードを施行する
　　Bモード上にカーソルを設定し，【Mモード】ボタンを押す．

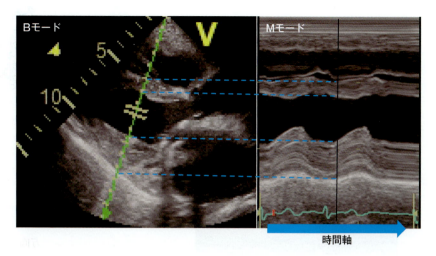

時間軸

＜主な対象疾患＞
肥大型心筋症，感染性心内膜炎，収縮性心膜炎や心タンポナーデなど

カラードプラ法

- ☑ プローブに近づく血流を赤，遠ざかる血流を青で表示する．
- ☑ 対象部位にROI（関心領域）を設定し，カラースケールを60〜70 cm/s周辺に設定する．
- ☑ 血流速度が乱流になるとモザイクパターンとなる．
- ☑ 血流速度が遅い部位ではカラースケールを下げて観察する．

①画像の描出
　対象のBモード画像を描出する．

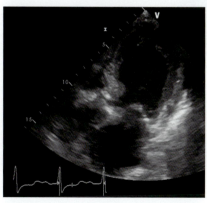

②ROI の設定
　【カラードプラ】ボタンを押して，ROI を設定する．

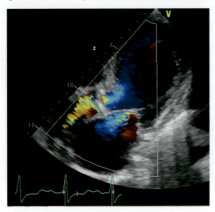

③カラースケールの確認
　カラースケールが 60〜70 m/s 周辺になっていることを確認する．

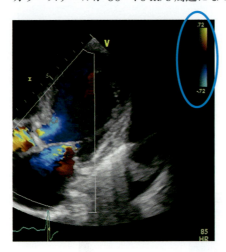

＜主な対象疾患＞
弁膜症，シャント疾患，肥大型心筋症，腫瘍性疾患など
＜主な評価項目＞
逆流ジェットや加速血流，カラーモザイクの程度や範囲

連続波ドプラ

- ☑ カーソル上の最大血流速度を評価する方法.
- ☑ 心電図をつければ血流波形の心拍周期タイミングも評価することができる.

① カーソルの設定

カラードプラ像上の取得したい血流波形にカーソルを置く.

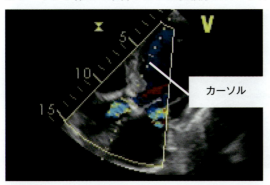

② 連続波ドプラ法を施行する

【連続波ドプラ（CW）】ボタンを押す

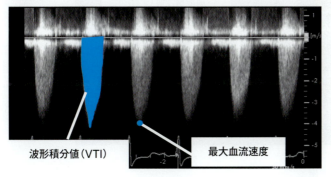

＜主な対象疾患＞
弁膜症, シャント疾患, 肥大型心筋症など
＜主な評価項目＞
最大血流速度, 最大・平均圧較差, VTI（波形積分値）, 左半減時間

パルスドプラ

- ☑ 設定したサンプルボリューム上の血流速度を計測する方法.
- ☑ 心電図をつければ血流波形の心拍周期タイミングも評価することができる.

①サンプルボリュームの設定
　カーソル上のサンプルボリュームを対象に合わせる

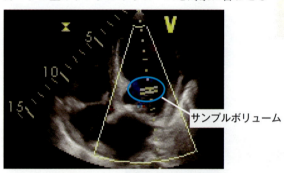

②パルスドプラ法を施行する
　【パルスドプラ（PW）】ボタンを押す

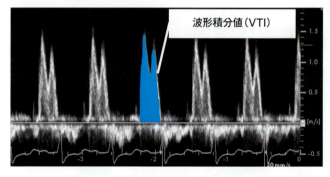

＜主な対象疾患＞
弁膜症，シャント疾患，肥大型心筋症など
＜主な評価項目＞
最大血流速度，最大・平均圧較差，VTI（波形積分値）

組織ドプラ

- ☑ 設定したサンプルボリュームでの組織の移動速度を計測する方法.

①組織ドプラを施行

【組織ドプラ】ボタンを押す

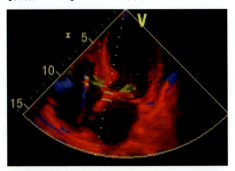

②サンプルボリュームを設定

対象にサンプルボリュームを設定し，【パルスドプラ（PW）】ボタンを押して組織移動速度を計測する

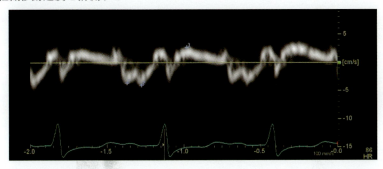

＜主な対象疾患＞
心疾患の拡張能評価
＜主な評価項目＞
「僧帽弁輪移動速度」

ドプラ法の特徴を理解しておけば，TTEL や TTE の評価において重要な武器となる．

2

How to POC 心エコー

―FOCUSとTTE_Lはこう使う―

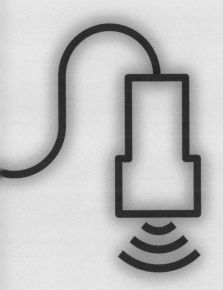

POC心エコーでは，FOCUSとTTE_Lを組み合わせることで，病態評価から診断まで多くの情報を得ることができる．

2 How to POC 心エコー　　A. FOCUS で病態評価

1 FOCUS の評価ポイント

Point of Care（POC）で，まず血行病態を把握するために Focused Cardiac Ultrasound（FOCUS）を用いる．FOCUS では評価項目を決めておくことで，必要な画像さえ描出できれば心エコー図検査の経験が比較的浅くても効率よく血行病態を評価できるメリットがある．

一方，FOCUS では疾患診断や合併症の除外に限界があることを理解しておく必要がある．

❖ 施行タイミング

患者のベッドサイドで鑑別を進める必要があるとき

❖ エコー機

ドプラ法を使用しないため，セクタープローブを使用できるエコー機器はすべて OK

❖ 施行者

心エコー経験値を問わず，患者を担当した医師が初期対応として施行する

FOCUS 基本断面とチェックポイント

傍胸骨左縁アプローチの左室長軸像（LAX）・短軸像（SAX），心尖部アプローチの四腔像（4 ch），心窩部アプローチの四腔像（4 ch）・下大静脈像（IVC）の計 5 断面で評価する．

30　　1 FOCUS の評価ポイント

1. 傍胸骨左縁アプローチ

A）左室長軸断面（LAX）

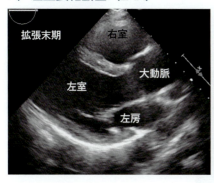
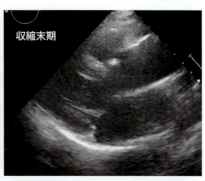

- 左室拡大
  - 左室拡張末期径≧60 mm で著明拡大（スケールで左室径を目視評価）[1]

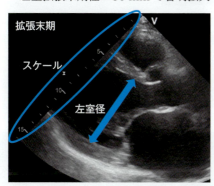

- **左室収縮能**
  - 亢進，正常，低下，高度低下の 4 分類[2,3]

評価ポイント[2,3]：
①左室心内膜が均一に内腔側に収縮しているか？
②左室心筋が収縮期に均一に肥厚するか？
③僧帽弁前尖が拡張早期に心室中隔壁の 1 cm 以内まで動くか？

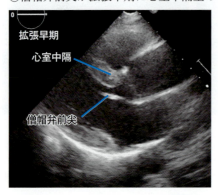

※ LAX では心尖部の評価が困難なため，必ず 4 ch を併せて評価する

- **心嚢水**
  - 左室後壁の心嚢水を確認．心嚢水＞20 mm で高度貯留[2]
  - 胸水との鑑別が必要（下行大動脈と心臓の間に陥入するのが心嚢水）

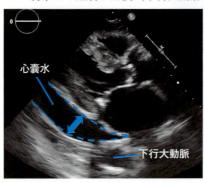
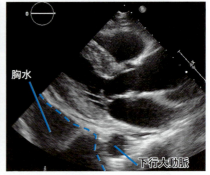

B) 左室短軸断面（SAX）

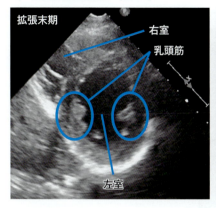
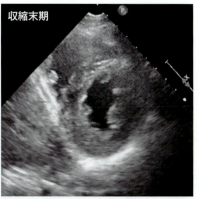

- ■ 左室拡大
  - 拡張末期に左室内腔≧60 mm で拡大を疑う．

- ■ 左室収縮能
  - 乳頭筋レベルで収縮能を亢進，正常，低下，高度低下の 4 分類[2]

- ■ 右室拡大
  - 右室と左室の断面積を比較し，左室より大きい場合は右室拡大を疑う．
  - 拡張期に心室中隔の平坦化を認めれば高度右室拡大[4]

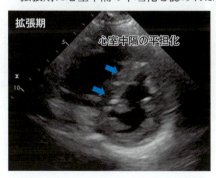

- 心嚢水
  - 心臓周囲の心嚢水を確認．心嚢水＞20 mm で高度貯留[2]

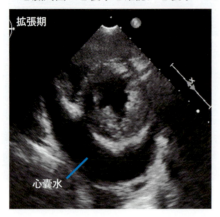

2．心尖部アプローチ

A）四腔断面（4 ch）

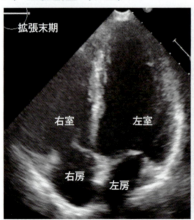
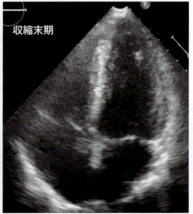

■ 左室拡大
- Sphericity index（＝a/b）が1に近づき，より円形の左室形態となっていれば，左室拡大を考慮[5,6]

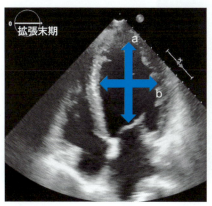

■ 左室収縮能
- 亢進，正常，低下，高度低下に分類[2]
- 左室全体が見えるため左室収縮能の評価に適している．

評価ポイント[2,3]：
①左室心内膜が均一に内腔側に収縮しているか？
②左室心筋が収縮期に均一に肥厚するか？
③僧帽弁前尖が拡張早期に中隔壁1cm以内まで動くか？

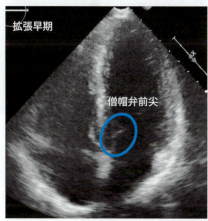

- 右室拡大
  - 右室径/左室径比＞1 で高度拡大[7]

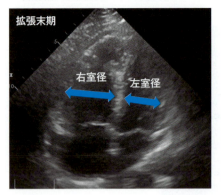

- 心嚢水
  - 心嚢水＞20 mm で高度貯留[2]

3. 心窩部アプローチ

A) 四腔断面（4 ch）

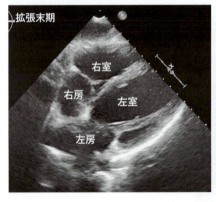
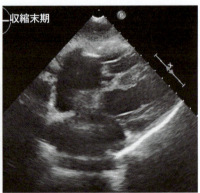

- 臥位で左室四腔像を描出できるため，体位変換困難な症例でも評価できる．
- 評価ポイントは心尖部四腔像に準ずるが，左室心尖部の評価は困難なことが多い．
- 右心系の観察に優れており，右室前面の心嚢水評価に有用
  - 左室拡大
    - 左室拡大により円形の左室形態となっているか？[5,6]

- 左室収縮能
  - 亢進, 正常, 低下, 高度低下に分類[2]

評価ポイント[2,3]：
①左室心内膜が均一に内腔側に収縮しているか？
②左室心筋が収縮期に均一に肥厚するか？
③僧帽弁前尖が拡張早期に中隔壁 1 cm 以内まで動くか？

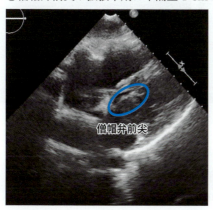

- 右室拡大
  - 右室/左室径比＞1 で高度拡大[7]
- 右室前面の心嚢水
  - 右室前面の心嚢水を確認する．心嚢水＞20 mm で高度貯留[2]
  - 右室前面に心嚢水を認める場合，拡張期の右室虚脱は心タンポナーデに特異度の高い所見[8]

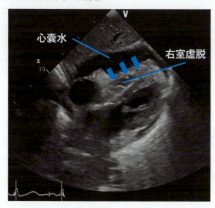

B）下大静脈縦断面（IVC）

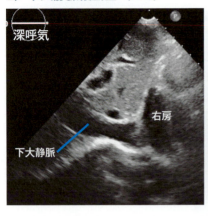
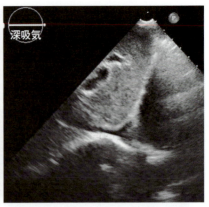

- 下大静脈の拡大
- 下大静脈の呼吸性変動低下
  - 右房入口部から約 2 cm 尾側で下大静脈径を計測[2]
  - 深呼気の下大静脈径＞20 mm で下大静脈拡大あり[9]
  - 下大静脈径の呼吸性変動が，＜20％（自然呼吸下），＜50％（鼻啜りテスト）であれば変動低下[2]
  - 深呼気の下大静脈径が 10 mm 未満であれば，下大静脈虚脱を疑う[9-12]．
  - 心停止では下大静脈は拡大し，呼吸性変動はない．

FOCUS は決められた所見の有無をもとに POC で病態を評価することができるが，疾患を診断したり合併症を除外したりすることには限界がある．

●文献●
1) Daimon M, et al. Normal values of echocardiographic parameters in relation to age in a healthy Japanese population：the JAMP study. Circ J. 2008；72：1859-66.
2) Soni NJ, et al. Section III：Heart. Point of Care Ultrasound. Saunders. U. S；2014.
3) Silverstein JR, et al. Quantitative estimation of left ventricular ejection fraction from mitral valve E-point to septal separation and comparison to magnetic resonance imaging. Am J Cardiol. 2006；97：137-40.
4) Weyman AE, et al. Mechanism of abnormal septal motion in patients with right

ventricular volume overload: a cross-sectional echocardiographic study. Circulation. 1976; 54: 179–86.

5) Boudoulas H, et al. Relationship of angiographic and echographic dimensions in chronic left ventricular dilatation. Am Heart J. 1983; 106: 356–62.

6) Popescu BA, et al. Left ventricular remodeling and torsional dynamics in dilated cardiomyopathy: reversed apical rotation as a marker of disease severity. Eur J Heart Fail. 2009; 11: 945-51.

7) Lai WW, et al. Accuracy of guideline recommendations for two–dimensional quantification of the right ventricle by echocardiography. Int J Cardiovasc Imaging. 2008; 24: 691–8.

8) Bernath GA, et al. Regional distribution of blood flow at the onset of right ventricular diastolic collapse during cardiac tamponade. Am Heart J. 1987; 113: 1129–32.

9) Rudski LG, et al. Guidelines for the echocardiographic assessment of the right heart in adults: a report from the American Society of Echocardiography endorsed by the European Association of Echocardiography, a registered branch of the European Society of Cardiology, and the Canadian Society of Echocardiography. J Am Soc Echocardiogr. 2010; 23: 685–713.

10) Yanagawa Y, et al. Hypovolemic shock evaluated by sonographic measurement of the inferior vena cava during resuscitation in trauma patients. J Trauma. 2007; 63: 1245–8.

11) Sefidbakht S, et al. Sonographic measurement of the inferior vena cava as a predictor of shock in trauma patients. Emerg Radiol. 2007; 14: 181–5.

12) Dipti A, et al. Role of inferior vena cava diameter in assessment of volume status: a meta–analysis. Am J Emerg Med. 2012; 30: 1414–19. e1.

2 FOCUS フローチャート: ショック

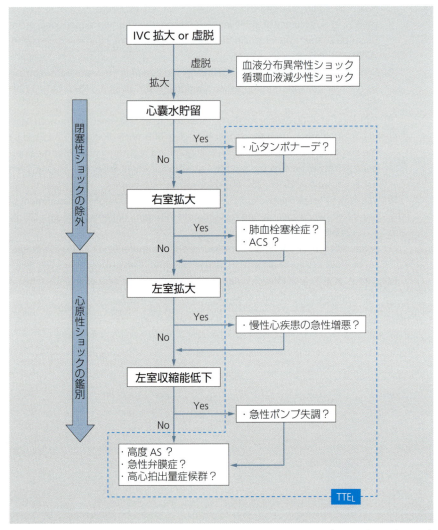

ACS：acute coronary syndrome, AS：aortic stenosis

- What to do...

FOCUS は，シンプルに短時間で血行動態を評価するための POC 心エコーである．

とくにショックのような検査時間が限られた症例に対して，以下の項目を順に評価することで効率よく病態を把握することができる．緊急対応が必要な疾患を早期に鑑別できるように

- 下大静脈
- 心嚢水
- 右室拡大
- 左室拡大
- 左室収縮能

1. 血液分布異常性ショック・循環血液減少性ショックの除外

まずは血液分布異常性ショックと循環血液減少性ショックを除外することで，対象を閉塞性ショックと心原性ショックに絞ることができる．そのためにはまず IVC 評価が有用となる．なお，心停止に至っている場合は，原因に関わらず下大静脈は拡大し，呼吸性変動は消失する．

評価ポイント

- 下大静脈の虚脱があるか？

    下大静脈が虚脱していれば，末梢血管床の増大や血管内容量の低下が示唆される．ショックの原因として血液分布異常性ショックや循環血液減少性ショックを疑う．

    - 血液分布異常性ショック
        - ▶敗血症
        - ▶アナフィラキシー（薬物，食物，ハチなど）
        - ▶神経原性（迷走神経反射，脊髄損傷など）
        - ▶副腎クリーゼなど
    - 循環血液減少性ショック
        - ▶出血（大動脈瘤破裂，消化管出血，外傷など）
        - ▶脱水（下痢，嘔吐，熱中症など）
        - ▶血管透過性亢進（急性膵炎，広範囲熱傷など）
- 下大静脈の拡大があるか？

■ 下大静脈の呼吸性変動の低下があるか？

下大静脈の拡大と呼吸性変動の低下があれば，容量増加やポンプ障害が示唆される．背景に閉塞性ショックや心原性ショック（右心不全）を疑う．

- ■ 閉塞性ショック
- ■ 心原性ショック

2. 閉塞性ショックの除外

ショックの原因として閉塞性ショックか心原性ショックを疑っている場合，閉塞性ショックの除外からすすめる．対象疾患が限定され，早急な対応により改善する可能性があるためである．ここではとくに心タンポナーデと肺血栓塞栓症を見落とさないようにすべきである．

評価ポイント

■ 心嚢水があるか？

右室前面の心嚢水と拡張期の右室虚脱を認め，ショックとなっている症例では心タンポナーデを強く疑うべきである．また，急性心筋炎でも心嚢水とショックをきたすので注意が必要である．

- ■ 閉塞性ショック
  - ▶ 心タンポナーデ
    - ◇ ACS（acute coronary syndrome）：左室自由壁破裂
    - ◇ 急性大動脈解離
    - ◇ 胸部外傷・心臓術後
- ■ 心原性ショック
  - ▶ 急性心筋炎

■ 右室拡大があるか？

右室の著明な拡大をともなうショックをきたす疾患として，肺高血圧・右室ポンプ失調・シャント疾患などが示唆される．閉塞性ショックとして，肺血栓塞栓症は確実に診断につなげる必要がある．その他，ACS による右室梗塞や心室中隔穿孔などがあげられる．

- ■ 閉塞性ショック
  - ▶ 肺血栓塞栓症
- ■ 心原性ショック
  - ▶ ACS：右室梗塞
  - ▶ ACS：心室中隔穿孔

3. 心原性ショックの鑑別

心原性ショックの鑑別に左室拡大の有無と左室収縮能の評価が必須となる．とくに左室拡大のない心原性ショックでは代償がきかないため緊急性の高い病態であり，機械的な心肺サポートも含めた早急な対応が必要となる．

評価ポイント

■ 左室拡大がある場合

左室拡大をともなってショックをきたす症例では，慢性心疾患の急性増悪を考慮する．

- ● 慢性心疾患の急性増悪
  - ▶ 虚血性心疾患
  - ▶ 特発性・二次性心筋症
  - ▶ 弁膜症

■ 左室拡大がない場合

a）左室収縮能が低下

左室拡大がないにもかかわらず，左室収縮能の低下をともなってショックをきたす症例では，急性ポンプ失調を疑う．

- ● 急性ポンプ失調
  - ▶ ACS：多枝病変
  - ▶ ACS：左冠動脈主幹部病変
  - ▶ 急性心筋炎

b）左室収縮能が亢進

左室拡大がなく左室収縮能は亢進しているもののショックをきたしている症例では，AS（aortic stenosis）や急性弁膜症や高心拍出量症候群を疑う．

- ● 高度 AS
- ● 閉塞性肥大型心筋症
- ● 急性弁膜症
  - ▶ ACS：乳頭筋断裂
  - ▶ 急性大動脈解離
  - ▶ 感染性心内膜炎
- ● 高心拍出量症候群

4. TTE_Lへすすむ

　さらに時間的な余裕があれば，TTE_Lで鑑別疾患の感度や特異度が高い所見を評価する（「2-B TTE_Lで鑑別診断」を確認）．TTE_Lにより診断により近づくことができる．

ショックに対してFOCUSで評価をすすめれば，効率よくショックの分類や病態把握が可能となる．さらに，TTE_Lやその他検査を用いて積極的に診断を進める必要がある．

2 How to POC 心エコー　A. FOCUS で病態評価

3　FOCUS フローチャート：ショック以外

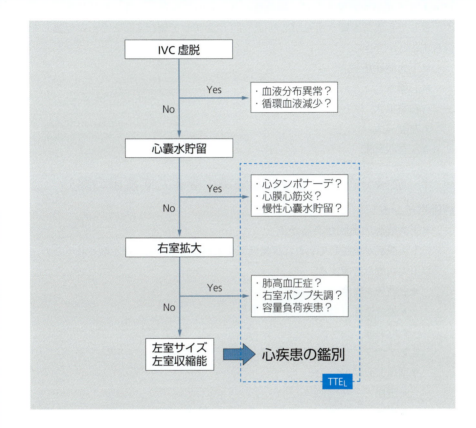

▪ What to do...

　ショックでなくても状態が不安定であると判断した場合，POC 心エコーで FOCUS を確認することは重篤な疾患を見逃さないために有用である．以下の FOCUS 5 項目を評価すれば，緊急性の高い心血管疾患の除外や病態把握に役立つ．少しでも異常を疑う所見があれば，TTE_L を併せて施行するとさらに見逃しを減らすことができる．

- 下大静脈虚脱
- 心嚢水
- 右室拡大
- 左室拡大
- 左室収縮能

1. 血液分布異常や循環血液減少をきたす疾患の除外

評価ポイント

- 下大静脈の虚脱があるか？

　下大静脈が虚脱していれば容量低下や末梢血管床の増大が示唆されるため，以下の病態を考慮する．

- 血液分布異常
  - ▶神経原性（血管迷走神経反射など）
  - ▶敗血症
  - ▶アナフィラキシー
- 循環血液減少
  - ▶出血
  - ▶脱水
  - ▶血管透過性亢進

2. 閉塞性疾患や特殊な病態がないか？

評価ポイント

- 心嚢水があるか？

　急速に心嚢水が貯留して心タンポナーデをきたすと血行動態が急激に悪化する．一方，慢性的な心嚢水貯留では多量にもかかわらず血行動態が安定している場合が多い．一時的な評価で経過を予測することは困難であり経時的に評価する必要がある．

- ●心タンポナーデ
  - ▶ACS：左室自由壁破裂など
  - ▶急性大動脈解離
  - ▶胸部外傷
- ●心膜心筋炎
  - ▶感染性（ウイルス性，細菌性，結核，マイコプラズマ，真菌，寄生虫）
  - ▶炎症性（Dressler's syndrome，放射線）
- ●慢性心嚢水貯留
  - ▶悪性腫瘍
  - ▶甲状腺機能低下
  - ▶膠原病
  - ▶腎不全（尿毒症性も含む）
  - ▶右心不全
  - ▶薬剤性（プロカインアミド，イソニアジドなど）

■**右室拡大があるか？**

右室の拡大があれば，肺高血圧・右室ポンプ失調・容量負荷疾患が考慮される．

- ●肺高血圧症
  - ▶肺血栓塞栓症
  - ▶その他
- ●右室ポンプ失調
  - ▶ACS：右室梗塞
- ●慢性容量負荷疾患
  - ▶シャント疾患
  - ▶三尖弁逆流症

3. 心疾患の鑑別

評価ポイント

- ■左室拡大があるか？
- ■左室収縮能は？

FOCUS では左室サイズと左室収縮能の組み合わせで，様々な病態を推測する．左室拡大があれば慢性心疾患や容量負荷性心疾患を考慮する．左室収縮能が保たれている場合は容量負荷がかかる弁膜症やシャント疾患や高心拍出量症候群などを疑う．左室収縮能が低下している場合は，心筋症や進行した慢性心

疾患を疑う.

一方, 左室拡大がない場合, 急性弁膜症や急性ポンプ失調が背景にある可能性があり, より注意深く観察する必要がある.

①左室拡大＋, 左室収縮能↑
- 慢性逆流性弁膜症
- 先天性シャント疾患
- 高心拍出量症候群

②左室拡大＋, 左室収縮能↓
- 虚血性心疾患
- 拡張型心筋症や二次性心筋症
- 進行した慢性心不全（慢性弁膜症, シャント疾患, 高拍出性症候群を含む）

③左室拡大－, 左室収縮能↑
- 高度 AS
- 閉塞性肥大型心筋症〔HOCM（hypertrophic obstructive cardiomyopathy）〕
- ACS: 乳頭筋断裂〔急性 MR（mitral regurgitation）〕
- 急性大動脈解離〔急性 AR（aortic regurgitation）〕
- 感染性心内膜炎（急性弁膜症）
- 高心拍出量症候群

④左室拡大－, 左室収縮能↓
- ACS: 多枝疾患, LMT（left main coronary trunk）病変
- 急性心筋炎

		左室収縮能	
		↑	↓
左室拡大	あり	・慢性逆流性弁膜症 ・先天性シャント疾患 ・高心拍出量症候群	・虚血性心疾患 ・拡張型 or 二次性心筋症 ・進行した慢性心不全
	なし	・高度 AS ・HOCM ・急性弁膜症 ・高心拍出量症候群	・ACS: 多枝疾患 ・ACS: LMT 病変 ・急性心筋炎

4. TTE$_L$

　TTE$_L$で感度や特異度が高い所見（「2-B TTE$_L$で鑑別診断」を確認）を注目することで診断に近づくことができる．

FOCUSで異常な病態を把握して，さらにTTE$_L$で疑わしい疾患の診断をすすめる．

コラム

RUSH と FOCUS は区別する？

　ショックの分類方法としてエコーを用いた RUSH（Rapid Ultrasound in Shock）[1]が知られている．

　心臓（ポンプ）・うっ血（タンク）・血管系（パイプ）をエコーで迅速に評価して，簡便にショックを分類する方法である．

　しかし，よく見ると心臓および下大静脈の評価は FOCUS と全く同じであり，重要なポイントは心原性ショックと閉塞性ショックを他から分類することである（なお，循環血液減少性ショック，とくに出血や大血管疾患の確定診断は造影 CT である）．ゆえに，緊急時に RUSH と FOCUS を厳密に区別する必要はない．

RUSH	心原性ショック	閉塞性ショック	循環血液減少性ショック	血液分布異常性ショック
鑑別疾患	ACS 心筋炎 大動脈弁狭窄症 急性弁膜症 不整脈 慢性心疾患の急性増悪	肺血栓塞栓症 心タンポナーデ 緊張性気胸	出血 脱水 熱傷	敗血症
ポンプ	左室収縮能低下と左室拡大 （急性弁膜症は除く）	左室収縮亢進 右室拡大（肺血栓塞栓症） 心嚢水貯留と右室虚脱（心タンポナーデ）	左室収縮亢進	左室収縮亢進（早期） 左室収縮低下（末期）
タンク	下大静脈拡大 Lung rockets （肺うっ血） 胸水，腹水	下大静脈拡大 Sliding sign なし（緊張性気胸）	下大静脈の虚脱 腹水 胸水	下大静脈の拡大なし（早期） 腹水（腹膜炎） 胸水（膿胸）
パイプ	正常 （まれに急性大動脈解離で ACS や急性弁膜症を発症）	深部静脈血栓症 急性大動脈解離	大動脈瘤破裂 急性大動脈解離	正常

①ポンプ

- **左室収縮能低下（FOCUS：LAX，SAX，4ch）**

  左室収縮能低下は様々な断面から確認する．
  拡張末期と収縮末期で比較して，亢進・正常・低下の3つに分類する．
  左室収縮能低下を認めた場合，循環器内科への緊急コールを検討すべきである．

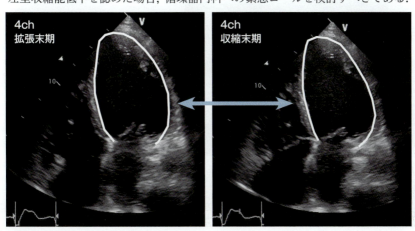

- **左室拡大（FOCUS：LAX）**

  拡張末期に左室径≧60 mmであれば，著明な左室拡大．
  左室収縮能低下もあれば，慢性心疾患の急性増悪の可能性を考慮する．

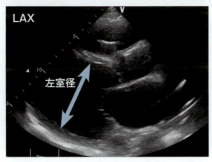

・心嚢水（FOCUS：SAX, 4ch）
　心嚢水の評価に心窩部 4ch が重要となる．
　右室前方の心嚢水と拡張期の右室虚脱があれば，心タンポナーデを疑う．

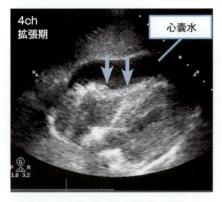

・右室拡大（FOCUS：SAX, 4ch）
　心尖部 4ch で右室横径＞左室横径であれば，著明な右室拡大．
　SAX での心室中隔の扁平化も右心負荷を示唆する．

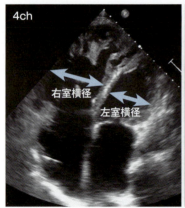
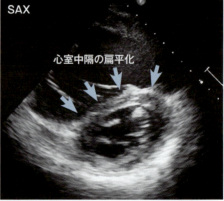

②タンク
- 下大静脈拡大（FOCUS：IVC）
  IVC 径≧20 mm，呼吸性変動低下で右心負荷と判断する．

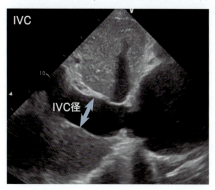

- 腹水（FAST）
- 胸水（FAST）

*FAST：focused assessment with sonography for trauma

③パイプ（以下は造影 CT による評価が確実）
- 腹部大動脈瘤破裂
- 大動脈解離
- 下肢静脈血栓症

●文献●
1) Perera P, et al. The RUSH exam：Rapid Ultrasound in SHock in the evaluation of the critically Ill. Emerg Med Clin North Am. 2010；28：29-56.

1 急性心不全

<うっ血による症状と所見>[1]
左心不全　症状：呼吸困難，息切れ，頻呼吸，起坐呼吸
　　　　　所見：水泡音，喘鳴，ピンク色泡沫状痰，Ⅲ音やⅣ音の聴取
右心不全　症状：右季肋部痛，食思不振，腹満感，心窩部不快感，易疲労感
　　　　　所見：肝腫大，肝胆道系酵素の上昇，頸静脈怒張
<循環不全による症状と所見>
　　　　　症状：意識障害，不穏，記銘力低下
　　　　　所見：冷汗，四肢冷感，チアノーゼ，低血圧，乏尿，身の置き場がない
　　　　　　　　様相

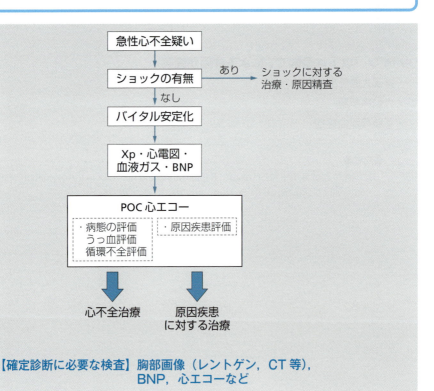

【確定診断に必要な検査】胸部画像（レントゲン，CT 等），BNP，心エコーなど

BNP：brain natriuetic peptide

「心不全」とは「なんらかの心臓機能障害，すなわち，心臓に器質的および/あるいは機能的異常が生じて心ポンプ機能の代償機転が破綻した結果，呼吸困難・倦怠感や浮腫が出現し，それに伴い運動耐容能が低下する臨床症候群」と定義される[1]．

LVEF による心不全の分類

定義	LVEF	説明
LVEF の低下した心不全 (heart failure with reduced ejection fraction; **HFrEF**)	40%未満	収縮不全が主体．現在の多くの研究では標準的心不全治療下での LVEF 低下例が HFrEF として組み入れられている．
LVEF の保たれた心不全 (heart failure with preserved ejection fraction; **HFpEF**)	50%以上	拡張不全が主体．診断は心不全と同様の症状をきたす他疾患の除外が必要である．有効な治療が十分には確立されていない．
LVEF が軽度低下した心不全 (heart failure with midrange ejection fraction; **HFmrEF**)	40%以上 50%未満	境界型心不全．臨床的特徴や予後は研究が不十分であり，治療選択は個々の病態に応じて判断する．
LVEF が改善した心不全 (heart failure with preserved ejection fraction, improved; **HFpEF improved** または heart failure with recovered EF; **HFrecEF**)	40%以上	LVEF が 40% 未満であった患者が治療経過で改善した患者群．HFrEF とは予後が異なる可能性が示唆されているが，さらなる研究が必要である．

(Yancy CW, et al. Circulation. 2013；128：e240-e327, Ponikowski P, et al. Eur J Heart Fail. 2016；18：891-975 より改変)

POC 心エコー

急性心不全に対する心エコーのポイントは，1）血行動態（循環不全とうっ血）と 2）原因疾患に対する評価である．状態が不安定な場合，最低限の評価に絞って心エコーを施行するべきである．

▶血行動態評価

A) 循環不全の評価

急性心不全を疑う場合，心拍出量の低下を背景とした循環不全を評価する必要がある．心エコーで左室収縮能の低下を認めれば，低心拍出状態であることを推定することができる．さらに心エコーでは心拍出量や体血管抵抗の定量評価が可能であり，循環不全の病態評価に有用である．

■ 左室収縮能

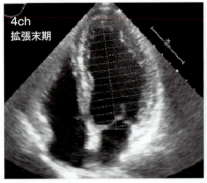
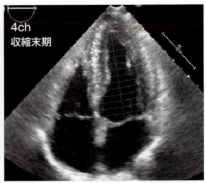

　左室収縮能は心エコー図で最も基本的かつ重要な評価である．FOCUS では，左室収縮能を数値化する必要はなく亢進，正常，低下，高度低下の 4 分類とする．より詳細な左室収縮能の評価として，左室駆出率（LVEF）はその代表的な定量的指標である．

　LVEF は以下の式で求められ，一般的に正常値は≧55％とされ，＜30％は高度低下としている[2]．

　LVEF＝SV÷LVEDV
　　　＝（LVEDV－LVESV）÷LVEDV

　SV：一回拍出量，LVEDV：左室拡張末期容積，LVESV：左室収縮末期容積

　TTE_L では左室収縮能を見た目で数値化する "Visual LVEF" が簡便である．

■ 心拍出量（Cardiac output： CO）

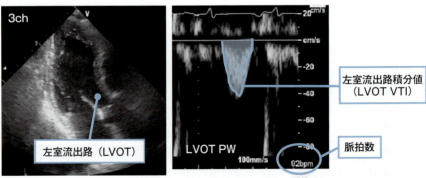

心拍出量を定量的に評価することで，循環不全の定量的な指標とすることができる[3]．心係数の正常値は 2.5〜4.5 L/min/m²であり[4]，とくにショックで 1.8 L/min/m²未満であれば心原性ショックと判断される[5]．

　一回拍出量（mL）＝左室流出路断面積×左室流出路血流積分値
　　　　　　　　　（左室流出路断面積は男性約 4 cm²，女性約 3 cm² で概算）
　心拍出量（L/min）＝一回拍出量×脈拍数
　心係数（L/min/m²）＝心拍出量÷体表面積

■ 全身血管抵抗（Systemic vascular resistance：SVR）

血圧低下がある場合，その原因が心臓の機能異常によるのか末梢血管の拡張によるのかを客観的に判断することができる．全身血管抵抗の正常値は 700〜1600 dynes・sec・cm⁵といわれている[6]．

　全身血管抵抗（dynes・sec・cm⁵）≒ [（平均血圧－中心静脈圧）×80] ÷心拍出量

B) うっ血の評価

急性心不全では左房圧（≒肺動脈楔入圧）が急激に上昇してうっ血をきたす．心エコーでは直接左房圧を評価できないため，右室圧の上昇（肺高血圧）や左室流入血流波形などで左房圧の上昇を推測する．一方，急性心不全以外にも肺高血圧をきたす疾患があることにも注意する．

■ 中心静脈圧

IVC 径と呼吸性変動で中心静脈圧の推定が可能[7]．中心静脈圧の正常値は 0〜5 mmHg とされる．

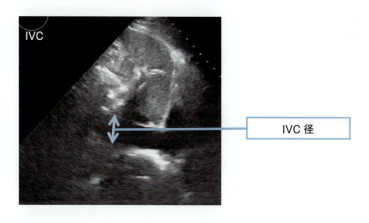

	中心静脈圧正常 (0〜5 (3) mmHg)	中心静脈圧軽度上昇 (5〜10 (8) mmHg)	中心静脈圧上昇 (10〜20 (15) mmHg)
IVC 径	≦21 mm	≦21 mm　>21 mm	>21 mm
呼吸性変動(自然呼吸)	>20%	<20%　>20%	<20%
副次的な右房上昇の指標			三尖弁流入の拘束性パターン 三尖弁 E/E' >6 肝静脈の拡張期優位 (収縮期分画<55%)

(Rudski LG, et al. J Am Soc Echocardiogr. 2010; 23: 685-713 より一部改変)

■ 肺動脈収縮期圧

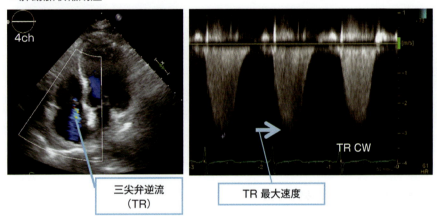

三尖弁逆流最大速度から右室-右房圧較差を算出し，中心静脈圧（簡易的には 10 mmHg）を足せば肺動脈収縮期圧となる[8]．肺動脈収縮期圧は≧35 mmHg で高値，≧60 mmHg で著明高値と考える．

収縮期肺動脈圧（mmHg）＝4×（TR 最大速度）^{2}＋中心静脈圧

以上より TR 最大速度が≧2.5 m/s であれば肺動脈収縮期圧は高値，≧3.5 m/s で著明高値と考えられる．

ただし，三尖弁が解離し，逆流速波形が層流となった場合には推定は困難である．

■ 左室流入血流波形

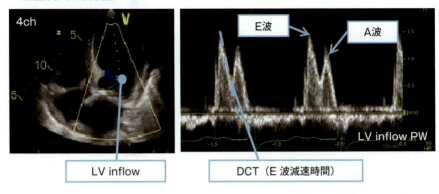

■ 組織ドプラ　僧帽弁輪移動速度

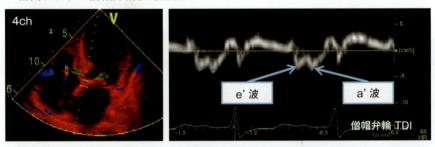

　前述の左室流入血流波形と僧帽弁輪移動速度からE/A・DCT・E/e'をもとめて，以下のように肺動脈楔入圧（PCWP）を推測することができる[2]．

拡張能	正常	軽度低下	中等度低下	高度低下
左室流入血流波形	0.75＜E/A＜1.5 DCT＞140msec	E/A≦0.75	0.75＜E/A＜1.5 DCT＞140msec	E/A≧1.5 DCT＜140msec
E/e'	E/e'＜10	E/e'＜10	E/e'≧10	E/e'≧10
PCWP	正常	正常	上昇	高度上昇

(Solomon SD, et al. Braunwald's Heart Disease. Elsevier Saunders Co；2015 より一部改変)

▶原因疾患の評価…………………………………………………………

心エコーで原因疾患に特異的な所見がないかを確認する.

確定診断に他の検査が必要となる場合はそちらを優先する.

急性心不全に対する治療

▶心不全の治療…………………………………………………………

身体所見や心エコーを含めた各種検査をもとにして，うっ血の程度や循環不全の有無から病態を判断して，Forrester 分類および Nohria 分類[9]のどこにあてはまるかを考慮しながら心不全治療を進める.

A）うっ血に対する治療

血管拡張薬や利尿薬などを用いて治療する．高度の収縮能低下や高度 AS などを有する場合，急激な前負荷の軽減によって急速な血圧低下やショックにいたることがあるため，病態を理解した上で注意深く使用すべきである.

B）循環不全に対する治療

脱水による低心拍出が原因であれば補液を行う．高度の収縮能低下を有する場合は強心薬が必要となる．しかし，強心薬は催不整脈作用など心不全にとって好ましくない作用もあるため注意を要する.

Forrester 分類にもとづく治療

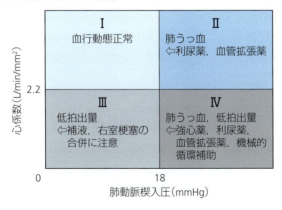

Nohria 分類にもとづく治療

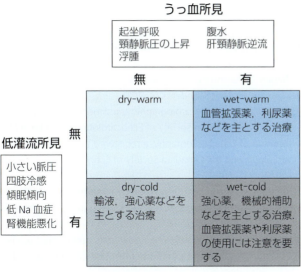

(Nohria A, et al. J Am Coll Cardiol. 2003；41：1797-804)[9]

▶原因疾患の治療

急性心不全を根本的に改善させるためには原因疾患の治療が必須である．原因疾患は様々であるため，診断によって治療方法が異なる．心エコー診断の質を上げることが急性心不全の正しい治療につながる．

急性心不全を疑った場合，血行動態と原因疾患を評価する必要がある．これらを簡便に評価できる心エコーは，急性心不全の正しい診断および治療に有用なツールである．

●文献●
1) 筒井裕之, 他. 日本循環器学会/日本心不全学会合同ガイドライン：急性・慢性心不全治療ガイドライン（2017年改訂版）. 日本循環器学会；2018.
2) Solomon SD, et al. Chapter 14. Echocardiography. Braunwald's Heart Disease. Elsevier Saunders Co；2015.
3) Lewis JF, et al. Pulsed Doppler echocardiographic determination of stroke volume and cardiac output：clinical validation of two new methods using the apical window. Circulation. 1984；70：425-31.
4) Marchall RJ and Shepherd JT. Cardiac function in health and disease. WB Saunders Co；1968.
5) Felker GM and Teerlink JR. Chapter 24. Diagnosis and Management of Acute Heart Failure. Braunwald's Heart Disease. Elsevier Saunders Co；2015.
6) Popma JJ, et al. Chapter 20. Coronary Arteriography and Intracoronary Imaging. Braunwald's Heart Disease. Elsevier Saunders Co；2015.
7) Rudski LG, et al. Guidelines for the echocardiographic assessment of the right heart in adults：a report from the American Society of Echocardiography endorsed by the European Association of Echocardiography, a registered branch of the European Society of Cardiology, and the Canadian Society of Echocardiography. J Am Soc Echocardiogr. 2010；23：685-713.
8) Berger M, et al. Quantitative assessment of pulmonary hypertension in patients with tricuspid regurgitation using continuous wave Doppler ultrasound. J Am Coll Cardiol. 1985；6：359-65.
9) Nohria A, et al. Clinical assessment identifies hemodynamic profiles that predict outcomes in patients admitted with heart failure. J Am Coll Cardiol. 2003；41：1797-804.

2 心タンポナーデ

<典型的な症状>
　ショック，呼吸困難感
　倦怠感，食欲不振，その他不定愁訴
<重要所見>
　低血圧，頸静脈怒張，心音の微弱化（Beckの3徴）
　頻脈，呼吸数増加，四肢冷感，奇脈，肝腫大
　胸部レントゲン：心陰影の球状化
　心電図：洞性頻脈，低電位，電気的交互脈

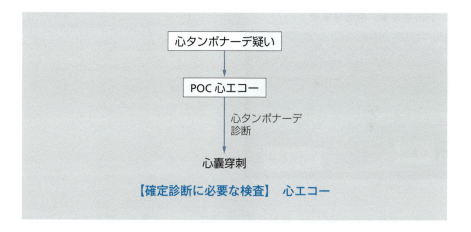

心タンポナーデとは，心膜腔に心嚢水が貯留して心膜腔圧が上昇することにより，心腔が圧迫されて心拍出の低下をきたす病態を指す．ACSや急性大動脈解離や胸部外傷（心臓術後を含む）が原因となることが多い．血圧低下や呼吸困難などの症状を伴えば診断は容易であるが，倦怠感など不定愁訴をきたすことも多く注意が必要である．心タンポナーデを疑う場合，早急な診断と迅速な心嚢穿刺が必要となる．

POC心エコー

心タンポナーデの診断において心エコーは最も感度が高く，正確な検査法である[1]．そのため，症状が心タンポナーデによるものと判断したら心嚢穿刺を考慮する．とくにカテーテル治療や外科手術などで生じた心タンポナーデは急速に進行する場合が多く，心エコーで早急に診断して迅速に治療に移るべきである．

▶存在診断

■ 心嚢水

特異度♥♥，感度♥♥♥

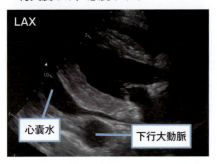

心タンポナーデの発症と心嚢水の量に相関はない．多量の心嚢水でも心タンポナーデを生じないこともあれば，右室前面の少量の心嚢水で心タンポナーデを生じることもある．

心囊水により心尖部が振り子様に動く所見（下図動画）は，心タンポナーデに特異的な所見として知られる[2]．また，左室自由壁破裂や大動脈解離に伴う心囊腔の血腫は，とくに心タンポナーデに特異度の高い所見である（3. 急性冠症候群, 12. 急性大動脈解離）．

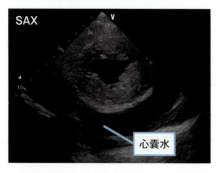

- 右室虚脱

  特異度♥♥♥，感度♥♥

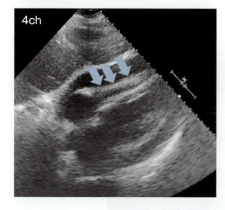

拡張早期の右室虚脱は心タンポナーデに特異度の高い所見である（上図動画）[1,3,4]．

■ 下大静脈拡大，呼吸性変動低下
　特異度♥，感度♥♥♥

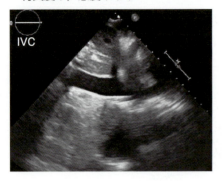

　心嚢水による右房への還流障害により下大静脈は拡大し，呼吸性変動も低下する．心タンポナーデに感度の高い所見と考える（上図動画）[1]．

■ 心室中隔の呼吸性変動（Septal bounce）
　特異度♥♥，感度♥♥

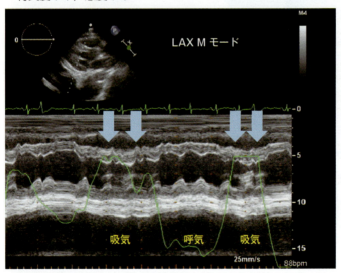

　吸気には静脈還流の増加により右室が拡大するため，心室中隔が左室方向に偏位（矢印）する．この一時的な心室中隔の呼吸性変動を septal bounce と呼ぶ[5]．

■ 左室拡張能の著明低下
　特異度♥，感度♥♥♥

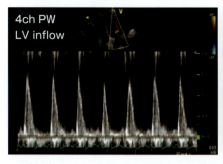
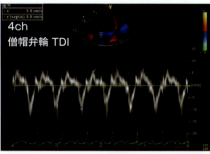

　組織ドプラの僧帽弁輪移動速度（e'）は比較的保たれるが（右図），左室流入血流波形（E/A）は偽正常化や拘束性を示している（左図）．

■ 左室および右室流入血流波形の呼吸性変動
　特異度♥♥，感度♥♥

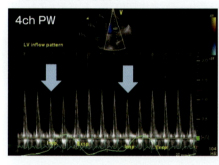
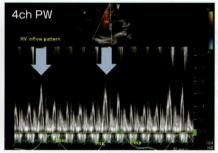

　吸気で静脈還流が増加することにより，右室流入血流が増加して（右図），左室流入血流が減少している（左図）[1,6]．

緊急時に原因不明の血圧低下と右室前面の心嚢水貯留を認めれば心タンポナーデを疑う．上記所見を認めたら心嚢穿刺を検討すべきである．状態が落ち着いていれば機能評価も加えて，心嚢水の血行動態への影響を確認する．

● 文献 ●
1) 和泉　徹, 他. 循環器病の診断と治療に関するガイドライン：急性心不全治療ガイドライン（2011年改訂版）. 日本循環器学会；2011.
2) Rosoff M, et al. Clinical and hemodynamic correlation in patients with pericardial effusion and swinging heart by echocardiography. J Clin Ultrasound. 1983；11：477-83.
3) Armstrong WF, et al. Diastolic collapse of the right ventricle with cardiac tamponade：an echocardiographic study. Circulation. 1982；65：1491-6.
4) Leimgruber PP, et al. The hemodynamic derangement associated with right ventricular diastolic collapse in cardiac tamponade：an experimental echocardiographic study. Circulation. 1983；68：612-20.
5) 村田和也, 他. 10 心膜疾患　心タンポナーデ. 循環器専門医　研修テキスト. 東京：文光堂；2011.
6) 種池里佳, 他. 第9章心筋炎・心膜疾患　心タンポナーデ. 臨床心エコー図学. 東京：文光堂；2011.

2 How to POC 心エコー　B. TTE_Lで鑑別診断

3 急性冠症候群

＜典型的な症状＞
　労作で増悪する胸部症状，持続する胸痛
＜重要所見＞
　心電図：ST上昇（対側性変化あり），冠性T波，陰性T波
　血液検査：心筋逸脱酵素上昇

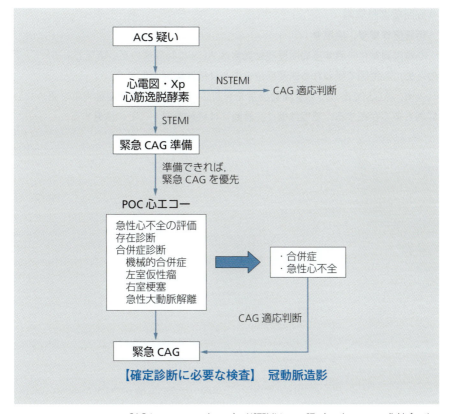

CAG：coronary angiography, NSTEMI：non-ST-elevation myocardial infarction

急性冠症候群（acute coronary syndrome：ACS）は，冠動脈にプラークの破綻に伴う急激な血栓形成が生じ，内腔が閉塞あるいは高度狭窄することで冠血流障害から心筋虚血をきたす病態である．とくに ST 上昇型心筋梗塞（STEMI）では心筋の不可逆的な壊死が進行するため，迅速な診断と治療のために冠動脈造影が必須である．

POC 心エコー

　POC 心エコーは急性期合併症である機械的合併症（左室自由壁破裂・心室中隔穿孔・乳頭筋断裂），左室仮性瘤，右室梗塞および急性大動脈解離を確実に除外するためにとくに重要である．一方，確定診断は冠動脈造影でなされるため，POC 心エコーを不必要に長時間施行して診断を遅らせないよう注意する．

▶存在診断

■局所壁運動異常

　特異度♥♥♥，感度♥

　心電図異常に一致する局所壁運動異常は ACS に特異度の高い所見である[1,2]．そのため，心電図で疑われる病変部位を中心に壁運動評価をする．

　一方，ACS であっても壁運動異常を判断しづらい症例や壁運動異常を認めない症例も多く存在する．感度は低く，診断には経験を要することに注意する．

70　　3　急性冠症候群

＜冠動脈疾患と壁運動異常の関係＞

■ 左冠動脈主幹部病変

壁運動異常が生じやすい部位：心尖部，後側壁
心尖部の描出断面：心尖部アプローチ（4ch，2ch，3ch）
　LAX では心尖部を描出できないため，LAX 以外の断面を確認！
後側壁の描出断面：LAX，SAX，心尖部アプローチ（4ch，3ch）

心電図

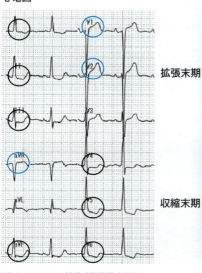

ST↑：aVR，前胸部誘導広範
ST↓：広範

POC 心エコー

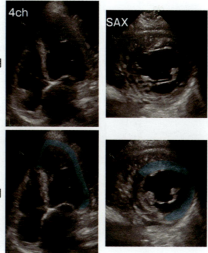

拡張末期

収縮末期

壁運動異常：心尖部〜前壁中隔・前側壁の広範

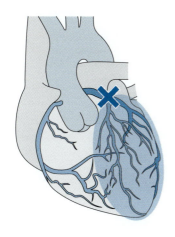

■ 左前下行枝病変

壁運動異常が生じやすい部位：心尖部

心尖部の描出断面：心尖部アプローチ（4ch, 2ch, 3ch）

LAX では心尖部を描出できないため，LAX 以外の断面を確認！

心電図

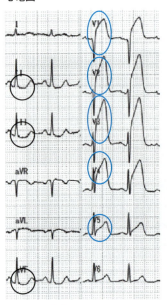

ST↑：前胸部 V1〜
ST↓：Ⅱ/Ⅲ/aVF

POC 心エコー

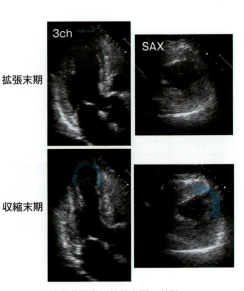

壁運動異常：前壁中隔〜前壁

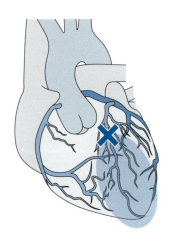

■ 左回旋枝病変

壁運動異常が生じやすい部位：後側壁

後側壁の描出断面：LAX，SAX，心尖部アプローチ（4ch，3ch）

心電図

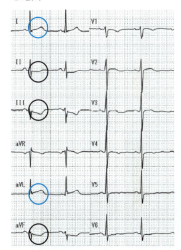

ST↑：I /aVL
ST↓：II/III/aVF

POC心エコー

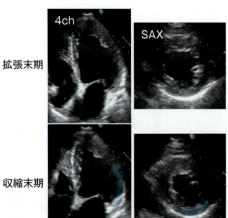

拡張末期

収縮末期

壁運動異常：後側壁

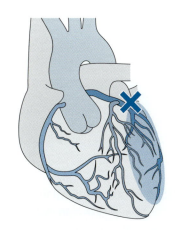

■ 右冠動脈病変

壁運動異常が生じやすい部位：下壁
下壁の描出断面：SAX，心尖部アプローチ（2ch）

心電図

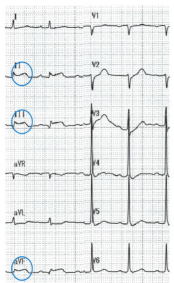

ST↑：Ⅱ/Ⅲ/aVF

POC 心エコー

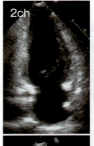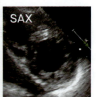
拡張末期

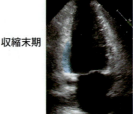
収縮末期

壁運動異常：下後壁

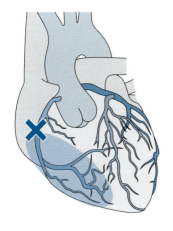

ACSを疑うとき，心電図変化と一致する部位の壁運動異常にとくに注意する．

▶合併症診断

A) 機械的合併症：左室自由壁破裂

　機械的合併症は心筋梗塞の発症から遅れて壊死心筋の断裂に伴い生じる．ACS後にショックとなり心囊水や右室の虚脱を認めれば，左室自由壁破裂を疑う．短時間で血行動態の破綻をきたすため，POC心エコーでの早急な診断が重要となる．

- 心囊水（心囊腔血腫）
  特異度♥♥♥，感度♥♥♥

- 右室虚脱
  特異度♥♥♥，感度♥♥

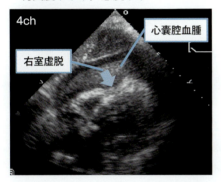

　心囊水は局所的に貯留することがあるため，あらゆる方向から心エコーで観察することが重要である．とくに，右室前面の心囊水は心窩部アプローチで観察すべきである．

　心囊水よりも輝度が高い心囊腔の血腫は，左室自由壁破裂にとくに特異度の高い所見である[3]．血行動態の悪化とともに右室虚脱（矢印）を認めれば心タンポナーデを疑う．

■ 下大静脈拡大および呼吸性変動低下
　特異度♥，感度♥♥♥

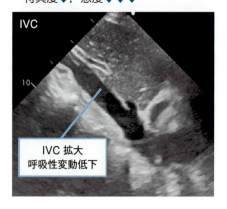

血行動態の悪化に加えて，心嚢水や下大静脈の拡大および呼吸性変動の低下があれば心タンポナーデを強く疑う．

ACS で心嚢腔血腫を認め，心タンポナーデ所見があれば左室自由壁破裂を疑い心嚢穿刺および緊急手術を考える．

B) 機械的合併症：心室中隔穿孔

　ACSに新たな心雑音を認めた場合，心室中隔の心筋断裂や同部位の異常血流所見により心室中隔穿孔を疑う．血行動態は不安定でPOC心エコーでの早急な診断が重要である．

■ 心室中隔の心筋断裂
　特異度♥♥♥，感度♥♥

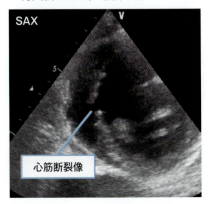

■ 心室中隔異常血流
　特異度♥♥♥，感度♥♥♥

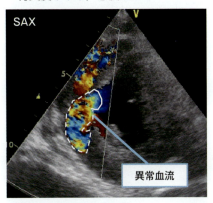

　心室中隔の心筋断裂像を認めれば心室中隔穿孔を疑う．

　カラードプラ法で断裂部位に異常血流を描出すれば特異度はより高い．心室中隔穿孔の好発部位は前壁中隔が多いとされる[4]．

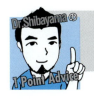

血行動態の悪化したACSで，心室中隔に異常血流所見があれば心室中隔穿孔を疑う．

C) 機械的合併症：乳頭筋断裂

　ACS に新たな心雑音を認め，左室拡大のない高度僧帽弁逆流を認めれば乳頭筋断裂を疑う．ただし，急性僧帽弁逆流では収縮期雑音が聴取困難なことがある．急激に血行動態が破綻しやすく，POC 心エコーでの早急な診断が重要である．

- ■ 僧帽弁尖の翻転
  特異度♥♥♥，感度♥♥

- ■ 断裂乳頭筋の塊状エコー
  特異度♥♥♥，感度♥

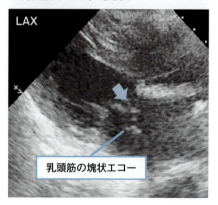

　乳頭筋断裂により僧帽弁尖が左房側に翻転（矢印）する．頻脈となることが多く，左室拡大はなく収縮能が亢進しており診断が困難な症例も多い．
　また，乳頭筋の断裂の程度により完全断裂と部分断裂に分類され，部分断裂では弁尖が完全に翻転しないこともある[5]．

■ 偏在性 MR（mitral regurgitation）
特異度♥♥,感度♥♥♥

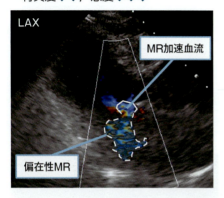

　左室拡大のない偏在性 MR（白点線囲み）を認めれば乳頭筋断裂を疑う．頻脈と左房圧の急激な上昇により MR ジェットが見えづらいため診断が困難となる．

乳頭筋断裂による MR は診断が困難なことが多く，疑う症例では躊躇なく経食道心エコーの施行を考慮すべきである．

D）左室仮性瘤

　左室仮性瘤は心筋の断裂を伴った左室瘤のことを指す．瘤壁に心筋層を含まず，組織的に非常に脆弱で破裂のリスクが高い．

- 左室心筋の断裂
  特異度♥♥♥，感度♥♥

- 瘤内への流入血流
  特異度♥♥♥，感度♥♥♥

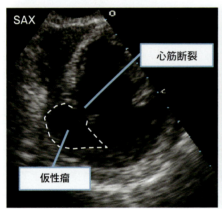
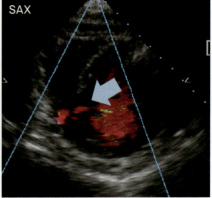

　左室心筋の断裂を伴う左室仮性瘤（白点線囲み）と，交通孔を通じて瘤内への流入血流（矢印）を認める．

左室仮性瘤を発見するためには様々な左室断面を確認する．

E）右室梗塞

血行動態の不安定な ACS で右室の局所壁運動異常や右室拡大を認める場合，右室梗塞を考慮する．とくに右冠動脈の ACS であれば右室梗塞を強く疑う．

■局所壁運動異常
特異度♥♥♥，感度♥♥

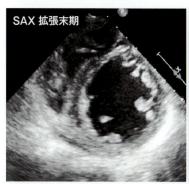
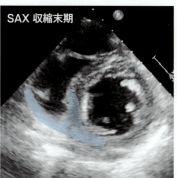

右室梗塞の心電図変化（V4R ST↑）に一致する右室後壁の局所壁運動異常があれば特異度は高い[6]．

■右室拡大
特異度♥，感度♥♥♥

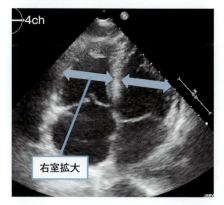

ACS で右室拡大を認めれば，心室中隔穿孔と右室梗塞を考慮する[6,7]．右室梗塞では右室拡大は必発であり感度は高い．

■ 下大静脈拡大および呼吸性変動低下
　特異度♥, 感度♥♥♥

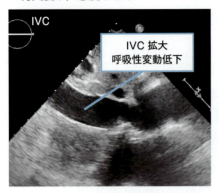

　右冠動脈のACSで, 右室拡大と下大静脈拡大および呼吸性変動の低下があれば右室梗塞を強く疑う.

ACSでは左室に注目するあまり, 右室梗塞の診断が遅れることがある. 右冠動脈のACSで血行動態が不安定な場合は, 右室梗塞を念頭におく必要がある.

F) 急性大動脈解離

　ACS の原因が急性大動脈解離（Stanford A）による冠動脈解離であることがある．診断を誤ると，適切な治療タイミングを見逃す可能性がある．
　左冠動脈主幹部や右冠動脈の ACS では，POC 心エコーで急性大動脈解離を除外しておくべきである[8]．また少しでも疑う所見があれば造影 CT を考慮する．

■ 上行大動脈拡大・フラップ
　大動脈解離：特異度♥♥，感度♥♥

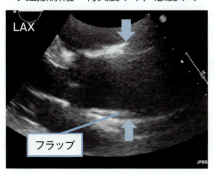

　ACS で上行大動脈の拡大（矢印）やフラップを認めれば大動脈解離（Stanford A）を疑い造影 CT を考慮．アーチファクトが多く偽陽性が多いことにも注意する．

ACS では急性大動脈解離の存在を忘れがち．急性大動脈解離を疑う所見があれば，状況によっては冠動脈造影前に造影 CT を施行する場合もある．

● 文献 ●
1) Nishigami K. Point-of-care echocardiography for aortic dissection, pulmonary embolism and acute coronary syndrome in patients with killer chest pain：EASY screening focused on the assessment of effusion, aorta, ventricular size and shape and ventricular asynergy. J Echocardiogr. 2015; 13: 141-4.
2) Autore C, et al. Role of echocardiography in acute chest pain syndrome. Am J Cardiol. 2000; 86: 41G-42G.
3) Brack M, et al. Two-dimensional echocardiographic characteristics of pericardial

hematoma secondary to left ventricular free wall rupture complicating acute myocardial infarction. Am J Cardiol. 1991; 68: 961-4.

4) Vargas-Barrón J, et al. Risk factors, echocardiographic patterns, and outcomes in patients with acute ventricular septal rupture during myocardial infarction. Am J Cardiol. 2005; 95 (10): 1153-8.

5) Otto CM, et al. Chapter 14 Echocardiography in the Coronary Care Unit. The Practice of Clinical Echocardiography, Fourth edition. Elsevier; 2012. p.262-6.

6) Egeblad H, et al. Echocardiographic findings in ventricular septal rupture and anterior wall aneurysm complicating myocardial infarction. Acta Med Scand Suppl. 1979; 627: 224-9.

7) García-Fernandez MA, et al. Two dimensional echocardiography and Doppler in the right ventricular infarction. Rev Port Cardiol. 1990; 9: 227-44.

8) MacKnight BM, et al. Advances in imaging for the management of acute aortic syndromes: focus on transesophageal echocardiography and type-a aortic dissection for the perioperative echocardiographer. J Cardiothorac Vasc Anesth. 2016; 30: 1129-41.

2 How to POC 心エコー　　B．TTE_Lで鑑別診断

4　大動脈弁狭窄症

＜典型的な症状＞
　ショック，呼吸苦，失神，胸痛
　労作時息切れ
＜重要所見＞
　身体所見：胸部聴診で収縮期駆出性雑音，頸動脈触診で遅脈やシャダー
　心電図：左室肥大
　血液検査：BNP上昇

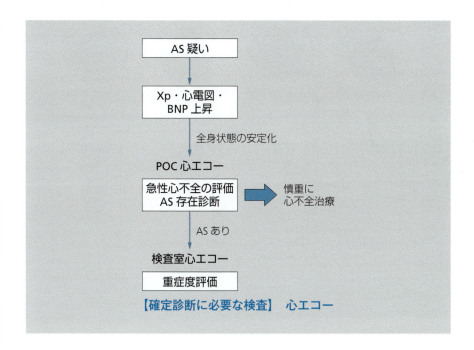

【確定診断に必要な検査】　心エコー

大動脈弁狭窄症（aortic stenosis：AS）は，動脈硬化などで大動脈弁に開放制限が生じることにより心拍出の低下をきたす疾患である．疾患の進行は緩徐であり，症状が出現したときには高度 AS になっている場合が多い．とくに，高度 AS で血行動態が破綻している場合は，機械的な補助循環サポートや緊急での侵襲的治療が必要になる．

AS の血行動態

AS では弁狭窄により左室に慢性的な圧負荷がかかるため，求心性に左室を肥大させて心拍出量を維持しようとする．しかし，より弁狭窄が進行すると心拍出量は制限されるため，心臓を含む各種臓器に虚血を生じて血行動態は破綻する．

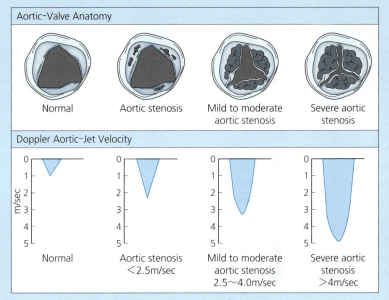

(Otto CM, et al. N Engl J Med. 2008; 359: 1395-8[4]）より)

POC 心エコー

高齢者に典型的な症状と心雑音を認め AS を疑う場合，心エコーによる確定診断が重要である[1]．とくに患者状態が不安定な時には，治療方針を検討するうえで POC 心エコーが非常に重要となる．

▶存在診断

■ 左室肥大
特異度♥，感度♥♥

■ 弁の高度石灰化および開放制限
特異度♥♥，感度♥♥♥

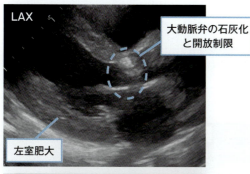

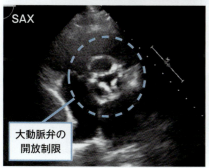

多くの AS で左室に求心性肥大をきたすが，心肥大自体の特異度や感度は低い．一方，大動脈弁を長軸像と短軸像で丁寧に観察して著明な石灰化と弁の開放制限を認めれば，高度 AS を疑うべきである[1]．POC 心エコーを用いた "AS の視覚的スコア（88 頁）" によって，AS の重症度を予測することができる[2]．

ASの視覚的スコア

POC心エコーを用いた大動脈弁の開放制限に対する視覚的な評価で以下のように重症度を予測することができる．

大動脈弁狭窄症の視覚的スコア	用途	点数のつけ方	解釈
visual AS score	迅速かつ簡便な重症度評価	3尖のそれぞれで弁尖全体が交連部を結んだ直線より開く場合を 　開放制限なし＝0点 同直線より開かない部分がある場合を 　開放制限あり＝1点 弁尖の動きがないわずかな場合を 　開放制限高度＝2点 3尖の合計点数（0〜6点の7段階スコア）＝visual AS score	2点以下でASは軽度以下である可能性が高い 3点以上でASが中等度以上である可能性が高い 4点以上で高度ASである可能性が高い

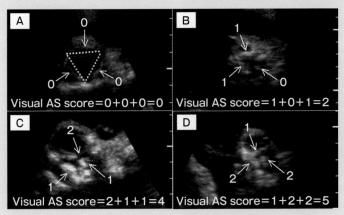

(Abe Y, et al. J Am Soc Echocargiogr. 2013; 26: 589-96[2]より)

■弁通過血流速度の上昇
　特異度♥♥♥,感度♥♥

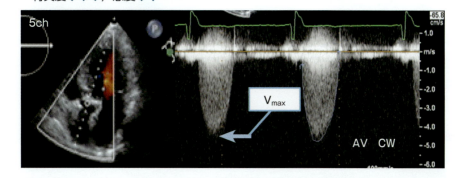

　高度 AS を疑う場合,連続波ドプラ法で大動脈弁の通過血流波形を描出して弁通過血流速度（V_{max}）を計測する.$V_{max}>4.0$ m/s であれば高度 AS の診断となるが[1],左室収縮能が低下している場合は 3.0〜4.0 m/s でも高度 AS の場合［94 頁：低拍出低圧較差（LFLG）AS とは？］があることに注意する[3].

▶重症度ステージ評価（下表）

弁の解剖・AS の機能的評価・心機能および血行動態・症状をもとに分類する．心エコーは形態評価および弁機能評価に優れているため必須である[1]．

AS の重症度ステージ評価は侵襲的治療の適応など治療方針を決める背景となるため，以下の項目を検査室心エコーで総合的に評価すべきである．

AS の重症度ステージ分類

ステージ	定義	弁の解剖	AS の機能的評価	心機能および血行動態	症状
A	AS のリスク	・二尖弁などの先天性 ・硬化性変化	・V_{max} <2 m/s	・正常	・なし
B	進行性の AS	・可動性低下を伴う軽度から中等度の弁尖石灰化 ・リウマチ性	・軽度：V_{max} 2.0-2.9 m/s or ΔP_{mean} <20 mmHg ・中等度：V_{max} 3.0-3.9 m/s or ΔP_{mean} 20-39 mmHg	・軽度左室拡張障害 ・左室収縮能正常	・なし
C：無症候性重症 AS					
C1	無症候性重症AS	・高度可動性低下を伴う高度石灰化あるいは先天性	・V_{max} ≥4.0 m/s or ΔP_{mean} ≥40 mmHg ・AVA ≤1.0 cm^2 (or AVAi ≤0.6 cm^2/m^2) ・Very severe AS：V_{max} ≥5.0 m/s or ΔP_{mean} ≥60 mmHg	・左室拡張障害 ・軽度左室肥大 ・左室収縮能正常	・なし（運動負荷試験で症状の確認）
C2	左心機能の低下した無症候性重症AS	・高度可動性低下を伴う高度石灰化あるいは先天性	・V_{max} ≥4.0 m/s or ΔP_{mean} ≥40 mmHg ・AVA ≤1.0 cm^2 (or AVAi ≤0.6 cm^2/m^2)	・左室収縮能低下（左室駆出率<50%）	・なし
D：症候性重症 AS					
D1	症候性重症AS	・高度可動性低下を伴う高度石灰化あるいは先天性	・V_{max} ≥4.0 m/s or ΔP_{mean} ≥ 40 mmHg ・AVA ≤1.0 cm^2 (or AVAi ≤ 0.6 cm^2/m^2)	・左室拡張障害 ・左室肥大 ・肺高血圧の可能性	・労作時息切れおよび運動耐容能低下 ・労作による狭心症状 ・労作による失神や前失神症状
D2	Classical LFLG AS	・高度可動性低下を伴う高度石灰化あるいは先天性	・AVA ≤1.0 cm^2 かつ V_{max} <4.0 m/s or ΔP_{mean} <40 mmHg ・ドブタミン負荷：AVA ≤1.0 cm^2 and V_{max} ≥4.0 m/s	・左室拡張障害 ・左室肥大 ・左室収縮能低下（左室駆出率<50%）	・心不全 ・狭心症 ・失神や前失神症状
D3	Paradoxical LFLG AS	・高度可動性低下を伴う高度石灰化あるいは先天性	・AVA ≤1.0 cm^2 かつ V_{max} <4.0 m/s or ΔP_{mean} <40 mmHg ・AVAi ≤0.6 cm^2/m^2 ・Stroke volume index <35 mL/m^2 ・計測時の収縮期血圧 <140 mmHg	・高度な左室求心性肥大 ・左室内腔の狭小化による低心拍出 ・高度左室拡張障害 ・左室収縮能低下（LVEF<50%）	・心不全 ・狭心症 ・失神や前失神症状

AS：大動脈弁狭窄症，V_{max}：大動脈弁通過血流最大速度，ΔP_{mean}：大動脈弁平均圧較差，AVA：大動脈弁口面積，AVAi：大動脈弁口面積係数，LFLG：低拍出性低圧較差
(Nishimura RA, et al. Circulation. 2014; 129: e521-643[1]より翻訳)

A) 弁の解剖

　高度 AS の診断に大動脈弁の高度石灰化と開放制限の確認が重要となる (90 頁, 表)[1].

　高齢者 AS の多くが弁は三尖だが, 70 歳未満の若年 AS であれば二尖弁を強く疑う[5]. 二尖弁の特徴は, 収縮期長軸像で認める弁尖ドーミングと, 短軸像で認める分離不全を示唆するラフェである.

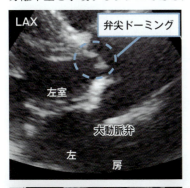

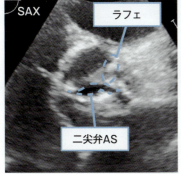

ASの成因

ASの主な成因として石灰化・先天性・リウマチ性があげられる（図）．石灰化ASは正常な大動脈弁に対して加齢による石灰化が進展することで生じる．先進国では高齢化に伴ってさらなる石灰化ASの増加が見込まれる．

先天性大動脈弁疾患として二尖弁あるいは一尖弁が知られており，先天性ASはこれらの弁尖に石灰化をきたして狭窄を生じる．70歳未満の比較的若い年齢層では先天性ASが最も多い．先進国ではリウマチ熱が減少しているため，リウマチ性ASは減少していくと考えられる．

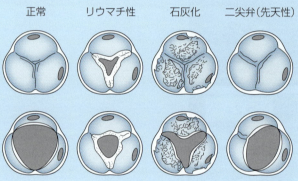

(Baumgartner HC, et al. Eur Heart J Cardiovasc Imaging. 2017; 18: 254-75 より)

B) AS の機能的評価

V_{max}，弁平均圧較差（ΔP_{mean}）および大動脈弁口面積（aortic valve area: AVA）を評価する（90頁，表）．AVA はドプラ法を用いた連続の式法とプラニメトリ法で計測する．

☑ 連続の式法

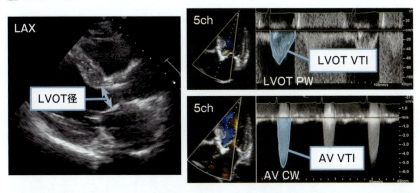

連続の式による AVA は流量依存性が少なく再現性の高い方法である．連続の式による AVA は以下の式で求める．

AVA（cm^2）＝[{(LVOT 径/2)^2×3.14}×LVOT VTI]/AV VTI

☑ プラニメトリ法

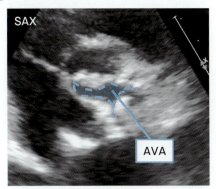

プラニメトリ法は大動脈弁短軸像から AVA を用手的にトレースする方法である．至適断面を描出できなければ正確な計測をできないが，良好な短軸像を記録できれば重要な情報となる．

低拍出低圧較差（Low-flow, low-gradient: LFLG）AS とは？

心拍出量が低下した AS に AVA は高度 AS を満たすが V_{max} や ΔP_{mean} が高度 AS に満たない症例があり，これを LFLG AS と呼ぶ．LFLG AS には，左室収縮能低下により心拍出量が低下する Classical LFLG AS と，その他の理由（著明な求心性肥大など）で心拍出量が低下する Paradoxical LFLG AS に分類される[4]．

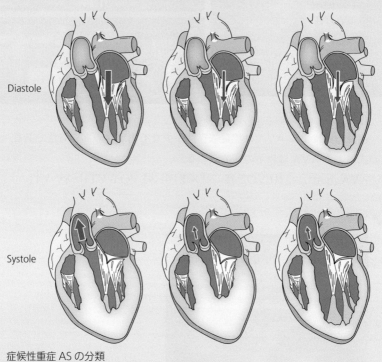

症候性重症 AS の分類
図説明文
正常心機能の高度 AS（左），
著明な求心性肥大により心拍出量が低下した LFLG AS（中，Paradoxical LFLG AS），
左心機能低下により心拍出量が低下した LFLG AS（右，Classical LFLG AS）．
(Passik CS, et al. Mayo Clin Proc. 1987; 62: 119-23[5] より一部改変)

C) 心機能や血行動態

　左室拡大や左室肥大の有無，左室収縮能などから AS の左室への影響を考慮する．とくに高度 AS による左室収縮能低下を認める場合，血行動態は破綻（あるいはその手前）しているため特に注意を要する．

　また，右心負荷によってうっ血所見の有無も確認する．

D) 症状

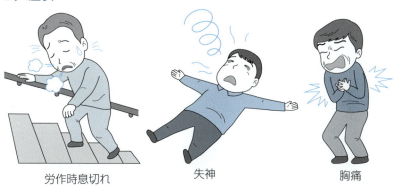

労作時息切れ　　　　失神　　　　胸痛

　AS の症状は労作時息切れ，失神，胸痛である．しかし，AS 患者は高齢者が多く自主的に活動を制限している可能性があり，症状を訴えない患者も多いことに注意が必要である．

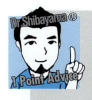

AS 診断に心エコーは必須で，状態が不安定な場合は POC 心エコーで早急な存在診断と全身状態の安定化が重要となる．重症度評価には循環器内科による総合的な評価が必要である．

●文献●
1) Nishimura RA, et al. 2014 AHA/ACC Guideline for the Management of Patients With Valvular Heart Disease: a report of the American College of Cardiology/American Heart Association Task Force on Practice Guidelines. Circulation. 2014; 129: e521-643.
2) Abe Y, et al. A novel and simple method using pocket-sized echocardiography to screen for aortic stenosis. J Am Soc Echocardiogr. 2013; 26: 589-96.
3) Pibarot P, et al. Low-flow, low-gradient aortic stenosis with normal and depressed

left ventricular ejection fraction. J Am Coll Cardiol. 2012；60：1845-53.
4）Otto CM. Calcific aortic stenosis—time to look more closely at the valve. N Engl J Med. 2008；359：1395-8.
5）Passik CS, et al. Temporal changes in the causes of aortic stenosis：a surgical pathologic study of 646 cases. Mayo Clin Proc. 1987；62：119-23.

2　How to POC 心エコー　　B．TTE_L で鑑別診断

5　急性大動脈弁逆流症

＜典型的な症状＞
　ショック，呼吸困難，動悸
＜重要所見＞
　身体所見：頻脈，胸部聴診で心雑音
　胸部レントゲン：著明なうっ血像
　血液検査：BNP 上昇

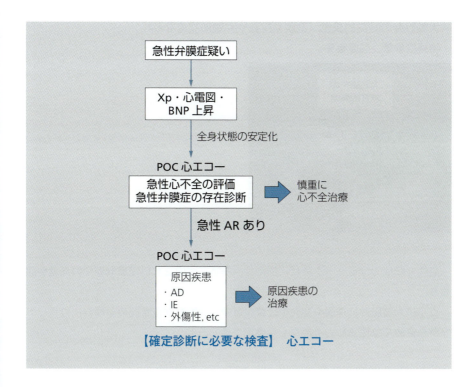

急性大動脈弁逆流症（aortic regurgitation：AR）は，大動脈弁やその支持組織の急激に器質的異常により生じる急性弁膜症である．慢性 AR と異なり血行動態が急激に破綻する可能性の高い重篤な疾患である．

POC 心エコー

全身状態が不安定で心雑音を認める場合，POC 心エコーによる急性弁膜症の存在診断が重要となる．急性 AR の確定診断には心エコーが必須であるが[1]，急性 AR は頻脈をきたすことが多く，AR カラーシグナルの評価が困難となる場合があるため注意を要する．

▶存在診断
- 左室収縮能　亢進
  特異度♥，感度♥♥

- 大動脈弁の器質的異常（逸脱や穿孔や弁輪部膿瘍など）
  特異度♥♥，感度♥♥

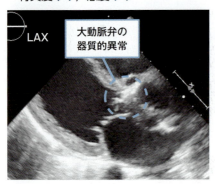

急性弁膜症ではショック症状に加えて，左室拡大の乏しい左室収縮能の亢進を認める．

さらに大動脈弁に逸脱や穿孔や疣贅などの器質的な異常を認める場合，カラードプラも含めて急性 AR の可能性を考慮すべきである．

■ 偏在性 AR ジェット
　特異度♥♥♥，感度♥♥

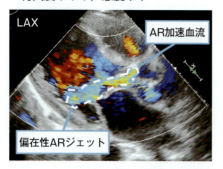

　急性 AR は大動脈弁の逸脱や穿孔などが原因であるため，AR ジェットが真っ直ぐに吹かない（偏在性）ことが多い．拡張期に大動脈側の加速血流を認めればより重症例と考える．
　頻脈かつ急激な左室拡張末期圧の上昇より，AR ジェットの描出自体が困難な症例があることに注意する．

■ 圧半減時間の短縮（PHT＜300 ms）[1]
　特異度♥♥，感度♥♥

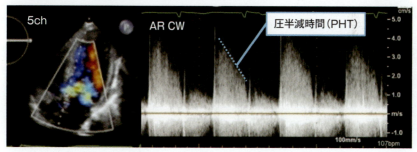

　急性 AR で圧半減時間（pressure half time：PHT）が短縮する場合，急激な左室拡張末期圧の上昇を示唆しており高度 AR を示唆する[1]．

急性 AR をきたす主な原因

- 急性大動脈解離[1,2]
- バルサルバ洞瘤破裂[3]
- 感染性心内膜炎[1]
- 外傷性[4]

急性 AR のおもな原因は急性大動脈解離，バルサルバ洞瘤破裂，感染性心内膜炎，そして外傷性の4つで，早急な手術が必要である．

●文献●

1) Nishimura RA, et al. 2014 AHA/ACC Guideline for the Management of Patients With Valvular Heart Disease：a report of the American College of Cardiology/American Heart Association Task Force on Practice Guidelines. Circulation. 2014；129：e521-643.
2) Chappell JH, et al. Abbreviated aortic insufficiency in aortic dissection caused by prolapse of the intimal flap. J Am Soc Echocardiogr. 1990；3：72-4.
3) Park SH, et al. Left valsalva sinus aneurysm rupture into left atrium and aortic valve prolapse confirmed with transesophageal echocardiography. J Am Soc Echocardiogr. 2007；20：1010. e3-6.
4) Obadia JF, et al. Post-traumatic aortic valve insufficiencies. Arch Mal Coeur Vaiss. 1992；85：211-4.

2 How to POC 心エコー　B. TTE_L で鑑別診断

6 急性僧帽弁逆流症

＜典型的な症状＞
　ショック，呼吸困難，動悸
＜重要所見＞
　身体所見：頻脈，胸部聴診で収縮早期雑音
　胸部レントゲン：著明なうっ血像
　血液検査：BNP 上昇

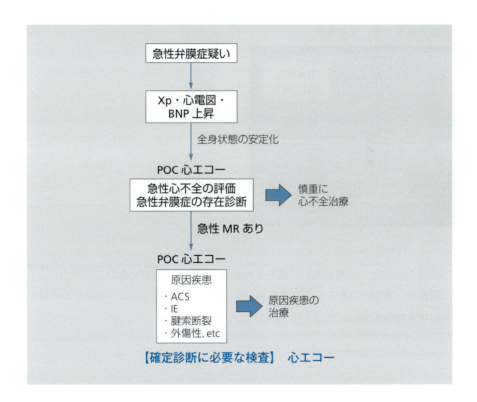

急性僧帽弁逆流症（mitral regurgitation：MR）は，僧帽弁に急激な器質的異常をきたすことで生じる急性弁膜症である．慢性 MR と異なり，早急に侵襲的治療が必要となることが多いため管理に注意が必要である．

POC 心エコー

全身状態が不安定かつ心雑音を認めて急性弁膜症を疑う場合，POC 心エコーによる急性弁膜症の存在診断が重要となる[1]．急性 MR では乳頭筋断裂や感染性心内膜炎などを背景として血行動態が容易に破綻するため注意を要する．

▶存在診断……………………………………………………………………

■左室収縮能　亢進
　特異度♥，感度♥♥

■僧帽弁尖の器質的異常（逸脱，疣贅，穿孔など）
　特異度♥♥♥，感度♥♥

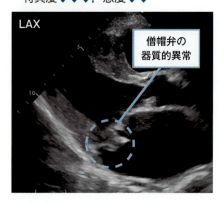

急性 MR では左室収縮能の亢進をきたすが，左室拡大は認めないことがある．
　僧帽弁に器質的な異常を認める場合，特に弁尖が収縮期に左房に逸脱する所見がないかを確認する．

■ 偏在性 MR ジェット
特異度♥，感度♥♥♥

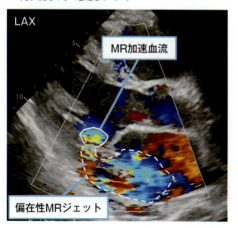

急性 MR は僧帽弁の逸脱や穿孔などが原因であるため，MR ジェットが真っ直ぐに吹かない（偏在性）ことが多い．収縮期に左室側の加速血流を認める場合，より重症例と考えられる．

急性 MR では頻脈および収縮期の急激な左房圧上昇により，MR ジェットの描出自体が困難となることに注意が必要である．

急性 MR のおもな原因

- ACS に伴う乳頭筋断裂[2]
- 感染性心内膜炎[3]
- 粘液腫性の腱索断裂（acute on chronic）[4]
- 外傷性[5]

急性 MR の診断は困難な場合が多いが，POC 心エコーで診断することが予後を分ける．器質的異常が原因であり，ACS・感染性心内膜炎・粘液腫性腱索断裂・外傷性を考慮する．

●文献●
1) Nishimura RA, et al. 2014 AHA/ACC Guideline for the Management of Patients With Valvular Heart Disease: a report of the American College of Cardiology/American Heart Association Task Force on Practice Guidelines. Circulation. 2014; 129: e521-643.
2) French JK, et al. Mechanical complications after percutaneous coronary intervention in ST-elevation myocardial infarction (from APEX-AMI). Am J Cardiol. 2010 Jan 1; 105 (1): 59-63.
3) Ruttmann E, et al. Mitral valve repair provides improved outcome over replacement in active infective endocarditis. J Thorac Cardiovasc Surg. 2005; 130: 765-71.
4) Buonocore E, et al. Non-rheumatic acute mitral insufficiency caused by ruptured chordae tendineae. AJR Am J Roentgenol. 1976; 126: 336-43.
5) Pasquier M, et al. Traumatic mitral valve injury after blunt chest trauma: a case report and review of the literature. J Trauma. 2010; 68: 243-6.

2 How to POC 心エコー　B. TTEʟで鑑別診断

7　拡張型心筋症

＜典型的な症状＞
呼吸困難，浮腫
＜重要所見＞
身体所見：頻脈，下腿浮腫
心電図：低電位
血液検査：BNP上昇

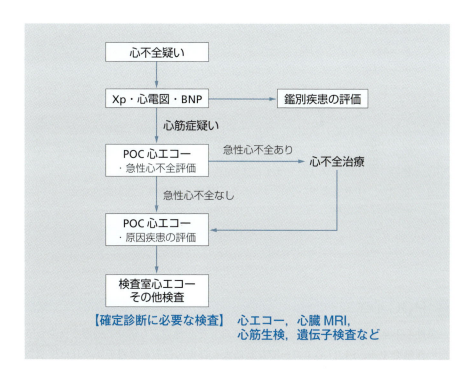

【確定診断に必要な検査】　心エコー，心臓MRI，心筋生検，遺伝子検査など

拡張型心筋症は左室のびまん性収縮障害と左室拡大を特徴とする疾患群をさす。拡張型心筋症の中で，特発性拡張型心筋症は特定心筋疾患を除外したものと定義されるが，これらの鑑別が困難である症例も多い。

特定心筋疾患の分類

1. 虚血性心筋疾患
2. 弁膜性心筋疾患
3. 高血圧性心筋疾患
4. 炎症性心筋疾患（心筋炎など）
5. 代謝性心筋疾患
    内分泌性：甲状腺中毒性，甲状腺機能低下症，副腎皮質不全，褐色細胞腫，末端肥大症，糖尿病など
    蓄積性：ヘモクロマトーシス，グリコーゲン蓄積症（ハーラー病，ハンター病），レフスム病，ニーマン・ピック病，ハンド・シュラー・クリスチャン病，ファブリー病，モルキオ・ウールリッヒ病など
    欠乏性：カリウム欠乏，マグネシウム欠乏，栄養失調（貧血，脚気，セレニウム欠乏），家族性地中海熱など
6. 全身性心筋疾患：膠原病，サルコイドーシス，白血病，肺性心など
7. 筋ジストロフィ：デュシェンヌ型，ベッカー型，強直性筋萎縮症など
8. 神経・筋疾患：フリードライヒ失調症，ヌーナン症候群など
9. 過敏性，中毒性疾患：アルコール性心筋症，薬剤性，放射線性など
10. 産褥性心筋疾患

(Mckenna WJ, et al. Circuation. 1996; 93: 841 より)

■ POC 心エコー

急性心不全を疑う場合，心エコーだけでなくその他検査も併せて循環不全やうっ血の評価をする。POC 心エコーで左室拡大とびまん性収縮障害を認めれば拡張型心筋症の診断となる[1]。

しかし，各々の特定心筋疾患に特徴的な心エコー図所見が乏しいこともあり，心エコーのみではさらに細かい鑑別が困難なことが多い。

▶存在診断

■ 左室拡大
　特異度♥，感度♥♥♥

■ びまん性左室収縮能低下
　特異度♥，感度♥♥♥

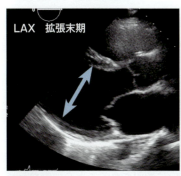
拡張末期

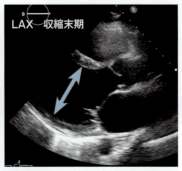
収縮末期

　左室拡大を伴ったびまん性の左室壁運動異常を認めた場合，何らかの心筋症と考える．

■ 僧帽弁テザリング
　特異度♥♥，感度♥

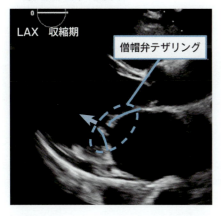

107

■ 二次性 MR
　特異度♥♥，感度♥

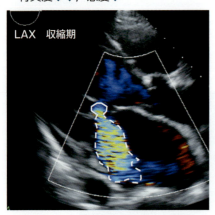

　左室拡大によって収縮期に僧帽弁尖が心尖部方向に牽引されることを僧帽弁テザリングとよぶ．僧帽弁テザリングが僧帽弁の接合を減じることで，僧帽弁自体には器質的な異常を認めない MR（二次性 MR）を生じる[2]．拡張型心筋症では僧帽弁テザリングを認める場合があり，その一部には高度 MR を生じることがあるため注意が必要である[3]．

拡張型を示す心疾患の心エコー所見

	特発性拡張型心筋症	虚血性心筋症	高血圧性心筋症	肥大型心筋症拡張相	心サルコイドーシス	慢性心筋炎
左室壁運動	びまん性壁運動低下 局所壁運動低下を示すこともあり	冠動脈支配領域に一致した壁運動異常，菲薄化，輝度上昇 びまん性のことも多く，心エコーのみで診断は困難	正常（病初期）	びまん性壁運動低下	局所壁運動低下（心室中隔基部，左室後下壁，乳頭筋，左室自由壁，右室自由壁）心室瘤形成 びまん性の壁運動低下例もあり	びまん性壁運動低下
左室容積	拡大	拡大	狭小〜軽度拡大	拡大	正常〜拡大	正常〜拡大
左室駆出率	低下	低下	正常〜低下	低下	低下	低下
左室壁厚	正常〜減少	正常〜減少（菲薄化）	対称性肥大 求心性リモデリング 求心性肥大 遠心性肥大	非対称性肥大（肥大型心筋症診断当時と比較すると減少傾向）	心室中隔基部，左室後下壁の壁菲薄化，輝度上昇 病初期は壁肥厚	正常〜減少
その他	機能性僧帽弁逆流の合併	虚血性（機能性）僧帽弁逆流の合併	拡張障害 病後期に収縮障害も合併 拡張心不全	肥大型心筋症の既往 機能性僧帽弁逆流の合併	完全房室ブロック僧帽弁逆流の合併	心サルコイドーシスと類似する場合あり

〔日本循環器学会．循環器病の診断と治療に関するガイドライン（2009-2010 年度合同研究班報告）：拡張型心筋症ならびに関連する二次性心筋症の診療に関するガイドライン．
http://www.j-circ.or.jp/guideline/pdf/JCS2011_tomoike_h.pdf（2018 年 4 月閲覧）〕[1]

POC 心エコーで左室拡大とびまん性壁運動異常があれば拡張型心筋症と考えるが，さらに詳細な診断にはその他の様々な検査が必要となる．

●文献●
1) 友池仁暢，他．循環器病の診断と治療に関するガイドライン（2009-2010 年度合同研究班報告）：拡張型心筋症ならびに関連する二次性心筋症の診療に関するガイドライン．日本循環器学会；2011.
2) Levine RA, et al. Mechanistic insights into functional mitral regurgitation. Curr Cardiol Rep. 2002；4：125-9.
3) Trichon BH, et al. Relation of frequency and severity of mitral regurgitation to survival among patients with left ventricular systolic dysfunction and heart failure. Am J Cardiol. 2003；91：538-43.

8 閉塞性肥大型心筋症

<典型的な症状>
　労作時息切れ，胸痛，失神
<重要所見>
　身体所見：収縮期雑音
　心電図：ST-T 波形の異常，心室性不整脈
　血液検査：BNP 上昇

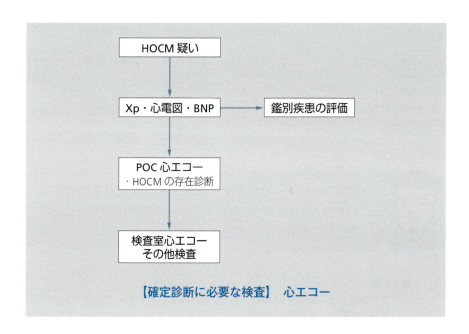

肥大型心筋症は，心内腔の拡大を伴わない心筋の不均等な肥大を有する心筋疾患である．左室流出路（LVOT）に狭窄所見が存在する場合，特に閉塞性肥大型心筋症（hypertrophic obstructive cardiomyopathy：HOCM）とよぶ．

POC 心エコー

　閉塞性肥大型心筋症の診療では，病歴・身体所見・心エコーが診断の軸となる[1]．閉塞性肥大型心筋症の病態は，1）非対称型の左室肥大，2）LVOT 狭窄，3）致死性不整脈の 3 つで表され，心エコーでは左室肥大と LVOT 狭窄を評価する[1]．

▶存在診断

■非対称性　左室肥大

特異度 ♥♥♥，感度 ♥♥♥

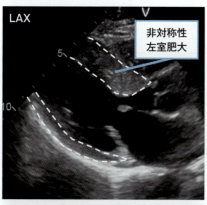

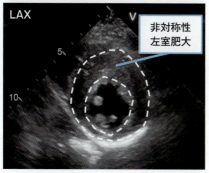

　肥大型心筋症では均一な左室肥大を認めず，高度肥大と肥大が少ない部位が混在する非対称性の肥大様式が特徴的である．

診断フローチャート

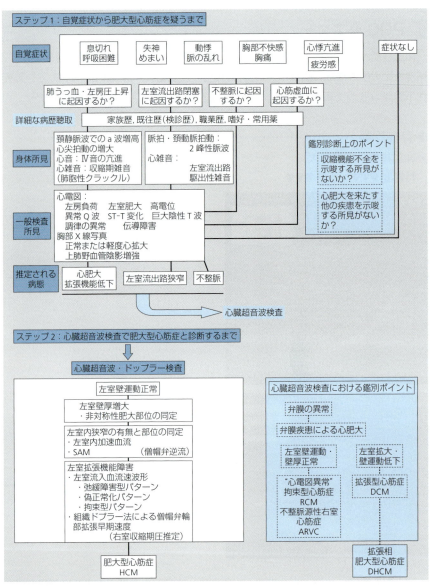

〔日本循環器学会. 循環器病の診断と治療に関するガイドライン (2011年度合同研究班報告):肥大型心筋症の診療に関するガイドライン (2012年改訂版).
http://www.j-circ.or.jp/guideline/pdf/JCS2012_doi_h.pdf (2018年4月閲覧)〕[1)]

肥大型心筋症の肥大様式の分類

Maron らによる左室心筋の肥大部位と広がりをもとにした分類.
Ⅰ型: 前中隔に限局した肥大,
Ⅱ型: 中隔全体に及ぶ肥大,
Ⅲ型: 中隔から左室前壁および側壁まで及ぶ肥大,
Ⅳ型: 側壁および後中隔の肥大,
Ⅴ型: 心尖部の肥大（apical HCM）

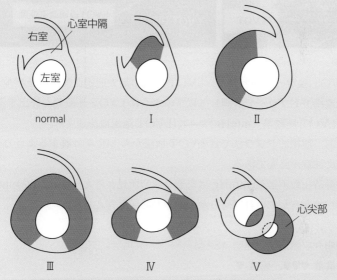

(Maron BJ, et al. Am J Cardiol. 1981 ; 48 : 418-28[2]より改変)

■ LVOT 狭窄
　☑ LVOT 圧較差上昇
　　特異度 ♥♥♥，感度 ♥

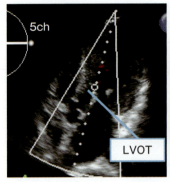
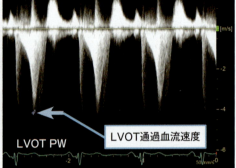

　LVOT 狭窄の評価として，LVOT 血流の最大通過血流速度をパルスドプラ法や連続波ドプラ法で計測して以下のように LVOT 圧較差を算出する．

　LVOT 圧較差（mmHg）＝4×(LVOT 通過血流速度)[2]

　なお，連続波ドプラ法では LVOT 血流から MR を分離するようカーソルの設定に注意が必要である．

　安静時圧較差≧30 mmHg は有意な狭窄所見と考えられ，≧50 mmHg で労作時症状を有していれば何らかの治療が必要と考えられる[3]．

　☑ 僧帽弁収縮期前方運動（SAM）
　　特異度 ♥♥♥，感度 ♥

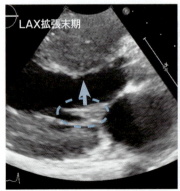
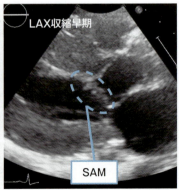

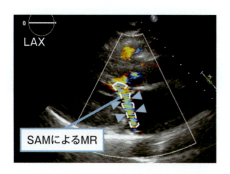

収縮中～末期に僧帽弁前尖および接合部が中隔に偏位する特徴的な動きを僧帽弁収縮期前方運動（systolic anterior motion：SAM）と呼び，同時に僧帽弁逆流をきたすことがある．

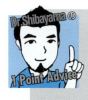

閉塞性肥大型心筋症の診断には，非対称型の左室肥大に加えて左室流出路狭窄を評価する必要がある．失神は左室流出路狭窄によるものだけでなく，致死性不整脈の可能性もあることに注意する．

●文献●
1) 土居義典, 他. 循環器病の診断と治療に関するガイドライン: 肥大型心筋症の診療に関するガイドライン. 日本循環器学会；2012.
2) Maron BJ, et al. Patterns and significance of distribution of left ventricular hypertrophy in hypertrophic cardiomyopathy. A wide angle, two dimensional echocardiographic study of 125 patients. Am J Cardiol. 1981；48：418-28.
3) Gersh BJ, et al. 2011 ACCF/AHA Guideline for the Diagnosis and Treatment of Hypertrophic Cardiomyopathy：a report of the American College of Cardiology Foundation/American Heart Association Task Force on Practice Guidelines. Developed in collaboration with the American Association for Thoracic Surgery, American Society of Echocardiography, American Society of Nuclear Cardiology, Heart Failure Society of America, Heart Rhythm Society, Society for Cardiovascular Angiography and Interventions, and Society of Thoracic Surgeons. J Am Coll Cardiol. 2011；58：e212-260.

9 急性心筋炎

2 How to POC 心エコー　　B．TTE_L で鑑別診断

> ＜典型的な症状＞
>   胸痛，発熱，呼吸苦，意識障害
> ＜重要所見＞
>   身体所見：発熱，頻脈
>   心電図：ST-T 波形の異常，心室性不整脈
>   血液検査：炎症反応上昇，心筋逸脱酵素上昇

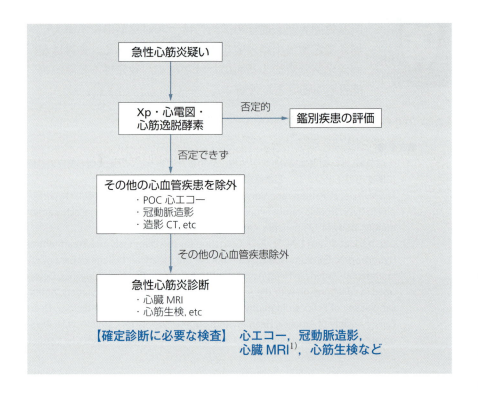

急性心筋炎は，特異的な所見に乏しい緊急性の高い心疾患である．そのため，心筋炎を疑う患者では，その他の心血管疾患を除外することで診断に近づくことができる．ACSとの鑑別が困難な場合が多く，病態によっては冠動脈造影を早急に施行し，さらに同時に機械的補助循環サポートを並行して行うこともある．

POC心エコー

　急性心筋炎の心エコー所見として局所的あるいはびまん性壁運動異常，浮腫状肥厚，心嚢水があげられるが，それぞれ感度や特異度の高い所見ではない[2]．そのため，急性心筋炎を疑う症状や所見を認めた場合，つねに急性心筋炎を念頭において除外診断を進めるべきである．

▶存在診断
■ 局所的あるいはびまん性壁運動異常
特異度♥，感度♥

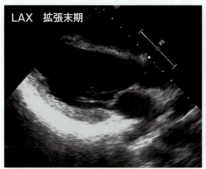
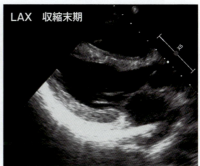

　胸痛患者に左室壁運動異常を認めた場合，ACSや急性心筋炎を疑う．とくに心電図変化に合致しない局所壁運動異常があれば，急性心筋炎の可能性が高いと判断される．
　一方，左室壁運動異常がなくてもACSや心筋炎を否定できないことに注意する．

■左室心筋の浮腫状肥厚
　特異度♥,感度♡

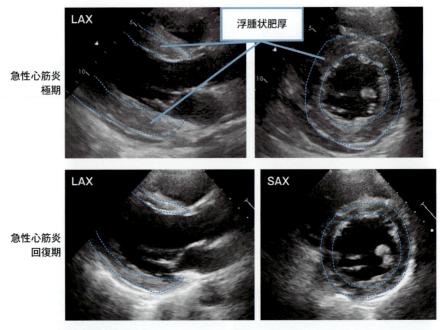

　左室心筋の浮腫状肥厚は検者の主観的な判断に影響されるため検者間誤差は大きい．また，経時的にしか判断できないことが多く，POC心エコーではきわめて精度が悪い所見である．

■心嚢水貯留
　特異度♥,感度♥

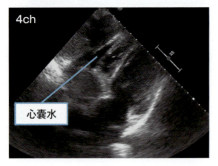

　急性心筋炎で心嚢水貯留を認めることはあるが，特異度・感度ともに高くない．

急性心筋炎の診断手引き

1. 心症状*¹に先行して，かぜ様症状*²や消化器症状*³，また皮疹，関節痛，筋肉痛などを発現する．無症状で経過し，突然死にて発見されることもある
2. 身体所見では，頻脈，徐脈，不整脈，心音微弱，奔馬調律（Ⅲ音やⅣ音），心膜摩擦音，収縮期雑音などがみられる
3. 通常，心電図は経過中に何らかの異常所見を示す．所見としては，Ⅰ～Ⅲ度の房室ブロック，心室内伝導障害（QRS 幅の拡大），R 波減高，異常 Q 波，ST-T 波の変化，低電位差，期外収縮の多発，上室頻拍，心房細動，洞停止，心室頻拍，心室細動，心静止など多彩である
4. 心エコー図では，局所的あるいはびまん性に壁肥厚や壁運動低下がみられ，心腔狭小化や心膜液貯留を認める
5. 血清中に心筋構成蛋白（心筋トロポニン T や CK-MB）を検出できる．CRP の上昇白血球の増多も認める．特に，全血を用いたトロポニン T の早期検出は有用である
6. 上記の第 2～5 の 4 項目所見は数時間単位で変動する．被疑患者では経時的な観察が必要である．また，徐脈の出現，QRS 幅の拡大，期外収縮の多発，壁肥厚や壁運動低下の増強，トロポニン T の高値，トロポニン T 値が持続亢進する患者は心肺危機の恐れがある
7. 最終的に，急性心筋梗塞との鑑別診断が不可欠である
8. 心内膜心筋生検による組織像の検出は診断を確定する．ただし，組織像が検出されなくても本症を除外できない
9. 急性期と寛解期に採取したペア血清におけるウイルス抗体価の 4 倍以上の変動は病因検索にときに有用である．ウイルス感染との証明には polymerose chain reaction（PCR）法を用いた心筋からのウイルスゲノム検出が用いられる．加えて，咽頭スワブ，尿，糞便，血液，とりわけ心膜液や心筋組織からのウイルス分離またはウイルス抗原同定は直接的根拠となる

*¹ 心症状：胸痛，失神，呼吸困難，動悸，ショック，けいれん，チアノーゼ
*² かぜ様症状：発熱，頭痛，咳嗽，咽頭痛など
*³ 消化器症状：悪心，嘔吐，腹痛，下痢など

〔日本循環器学会．循環器病の診断と治療に関するガイドライン（2008 年度合同研究班報告）：急性および慢性心筋炎の診断・治療に関するガイドライン（2009 年改訂版）．
http://www.j-circ.or.jp/guideline/pdf/JCS2009_izumi_h.pdf（2018 年 4 月閲覧）〕[2]

POC 心エコーでは急性心筋炎に特異度の高い所見はない．急性心筋炎の診断に至るまでに，冠動脈造影や造影 CT などで重篤な心血管疾患を確実に除外する必要がある．

●文献●

1) Aquaro GD, et al. Cardiac MR with late gadolinium enhancement in acute myocarditis with preserved systolic function: ITAMY Study. J Am Coll Cardiol. 2017; 70: 1977-1987.
2) 和泉 徹, 他. 循環器病の診断と治療に関するガイドライン：急性および慢性心筋炎の診断・治療に関するガイドライン. 日本循環器学会; 2009.

2 How to POC 心エコー　　B．TTELで鑑別診断

10　感染性心内膜炎

<典型的な症状>
　発熱，呼吸苦，意識障害
<重要所見>
　身体所見：発熱，頻脈，心雑音，結膜・皮膚所見
　血液検査：炎症反応上昇

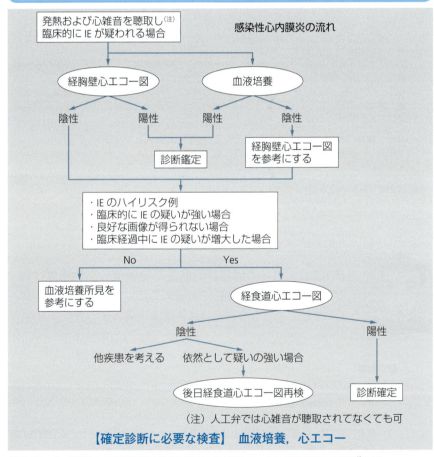

【確定診断に必要な検査】　血液培養，心エコー

(宮武邦夫，他．感染性心内膜炎の予防と治療に関するガイドライン．日本循環器学会；2008[1]より)

感染性心内膜炎（infective endocarditis：IE）は弁膜，心内膜，大血管内膜に細菌集蔟を含む疣贅（vegetation）を形成して，菌血症や血管塞栓や心障害など多彩な臨床症状を呈する全身性敗血症性疾患をさす．血液培養での菌種の特定や心エコーでの特徴的な所見は診断に重要となる．

POC 心エコー

　心エコーで IE に特徴的な所見として，1）弁尖または壁心内膜に付着した可動性腫瘤（疣贅），2）弁輪部膿瘍，3）弁尖の新たな部分的裂開（弁穿孔）といった心内膜が侵されていることを示す所見である[1]．加えて，新規の弁閉鎖不全も大基準にあげられている．これについては，カラードプラ法で新たに出現する逆流血流シグナルを検出することにより診断される．

▶存在診断
■ 疣贅

特異度 ♥♥♥，感度 ♥

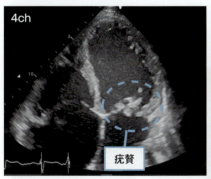
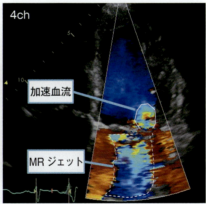

　弁尖や心内膜に形成される菌塊（疣贅）で，可動性の高い腫瘤状の構造物である．カラードプラ法により感染した弁尖や心内膜に異常血流がないかを確認する．

■ 弁輪部膿瘍
　　特異度 ♥♥♥，感度 ♥

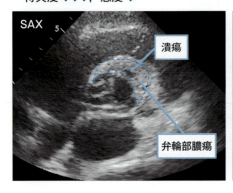
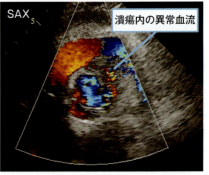

　弁輪に感染による炎症性変化（弁輪部膿瘍）をきたし，同部位に潰瘍を形成することもある．カラードプラ法で感染した弁尖の逆流ジェットや潰瘍内に流入する血流を認める．

■ 弁穿孔，組織の部分裂開
　　特異度 ♥♥♥，感度 ♥

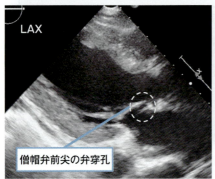
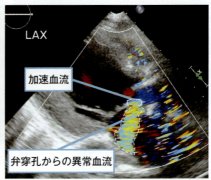

　弁尖や心内膜の感染により組織破壊が生じて，弁穿孔や組織の部分裂開をきたす．Ｂモードで穿孔を見つけることは困難なことがあるが，カラードプラ法で原因不明の異常血流を認めた場合は原因を丁寧に評価する必要がある．

IE の診断基準（修正 Duke 診断基準）

【確診】

病理学的基準
- (1) 培養，または疣腫，塞栓を起こした疣腫，心内膿瘍の組織検査により病原微生物が検出されること，または
- (2) 疣腫や心内膿瘍において組織学的に活動性心内膜炎が証明されること

臨床的基準[a]
- (1) 大基準 2 つ，または
- (2) 大基準 1 つおよび小基準 3 つ，または
- (3) 小基準 5 つ

【可能性】

- (1) 大基準 1 つおよび小基準 1 つ，または
- (2) 小基準 3 つ

【否定的】

- (1) IE 症状を説明する別の確実な診断，または
- (2) IE 症状が 4 日以内の抗菌薬投与により消退，または
- (3) 4 日以内の抗菌薬投与後の手術時または剖検時に IE の病理学的所見を認めない，または
- (4) 上記「可能性」基準にあてはまらない

[a] 基準の定義

［大基準］

- IE を裏づける血液培養陽性
  - ► 2 回の血液培養で IE に典型的な以下の病原微生物のいずれかが認められた場合
    - *Streptococcus viridans*, *Streptococcus bovis*（*Streptococcus gallolytics*），HACEK グループ，*Staphylococcus aureus*，または他に感染巣がない状況での市中感染型 *Enterococcus*
  - ►血液培養が IE に矛盾しない病原微生物で持続的に陽性
    - 12 時間以上間隔をあけて採取した血液検体の培養が 2 回以上陽性，または
    - 3 回の血液培養のすべて，または 4 回以上施行した血液培養の大半が陽性（最初と最後の採血間隔が 1 時間以上あいていること）
  - ► 1 回の血液培養でも *Coxiella burnetti* が検出された場合，または抗 I 相菌 IgG 抗体価 800 倍以上
- 心内膜障害所見
  - ► IE の心エコー図所見（人工弁置換術後，IE 可能性例，弁輪部膿瘍合併例では TEE が推奨される．その他の例ではまず TTE を行う）
    - 弁あるいはその支持組織の上，または逆流ジェット通路，または人工物の上にみられる解剖学的に説明のできない振動性の心臓内腫瘤，または
    - 膿瘍，または
    - 人工弁の新たな部分的裂開
  - ►新規の弁逆流（既存の雑音の悪化または変化のみでは十分でない）

つづく

[小基準]
- 素因：素因となる心疾患または静注薬物常用
- 発熱：38.0℃以上
- 血管現象：主要血管塞栓，敗血症性梗塞，感染性動脈瘤，頭蓋内出血，眼球結膜出血，Janeway 発疹
- 免疫学的現象：糸球体腎炎，Osler 結節，Roth 斑，リウマチ因子
- 微生物学的所見：血液培養陽性であるが上記の大基準を満たさない場合[b]，または IE として矛盾のない活動性炎症の血清学的証拠

[b] コアグラーゼ陰性ブドウ球菌や IE の原因菌とならない病原微生物が 1 回のみ検出された場合は除く

IE：感染性心内膜炎　TEE：経食道心エコー図　TTE：経胸壁エコー図
(Li JS, et al. Clin Infect Dis. 2000；30：633-8)[2]

IE 診断には発熱や塞栓所見などの臨床所見に加えて，血培と心エコー所見が重要となる．

●文献●
1) 宮武邦夫, 他. 循環器病の診断と治療に関するガイドライン：感染性心内膜炎の予防と治療に関するガイドライン（2008 年改訂版）. 日本循環器学会；2008.
2) Li JS, et al. Proposed modifications to the Duke criteria for the diagnosis of infective endocarditis. Clin Infect Dis. 2000；30：633-8.

2 How to POC心エコー　B. TTELで鑑別診断

11　肺血栓塞栓症

＜典型的な症状＞
　胸痛，呼吸苦，失神，下腿浮腫
＜重要所見＞
　身体所見：酸素化低下，Ⅱpの亢進
　心電図：SⅠQⅢTⅢ，右軸偏位，V1-3 陰性T波
　血液検査：D-ダイマー上昇

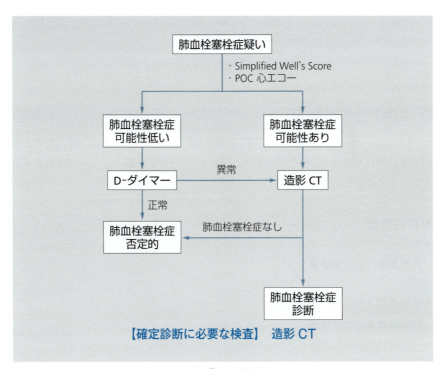

(Di Nisio M, et al. Lancet. 2016; 388: 3060-73[1]より一部改変)

既往や症状や身体所見で肺血栓塞栓症（pulmonary thromboembolism：PTE）を疑う場合，造影 CT で存在診断を優先する．D-ダイマーの異常や POC 心エコーで肺血栓塞栓症を疑う所見があれば造影 CT の適応を検討する．

Simplified Well's Score

- 肺塞栓以外の診断がない
- 深部静脈血栓症の症状や身体所見
- 脈拍＞100 bpm
- 深部静脈血栓症や肺血栓塞栓症の既往
- 過去 4 週間以内の活動抑制または手術
- 活動性の悪性腫瘍
- 喀血

上記 1 項目 1 点として計算し，合計が 2 点以上で肺血栓塞栓症の可能性あり

(Gibson NS, et al. Thromb Haemost. 2008；99：229-34)[2]

POC 心エコー

PTE ではいかに早く造影 CT で確定診断をつけるかが重要となる．そのため，病歴や身体所見や POCT ならびに POC 心エコーで PTE を疑ったら早急に造影 CT を施行する必要がある．

▶存在診断

■ 右室拡大
特異度♥，感度♥♥♥

■ 心室中隔の扁平化（D shape）
特異度♥♥，感度♥♥

■ McConnell 徴候
　特異度♥♥，感度♥

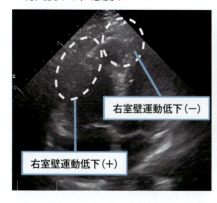
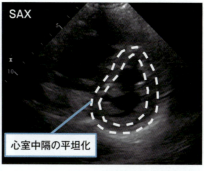

　右室拡大所見に加えて，SAX で心室中隔の平坦化（D shape）を認めたり，4 ch で McConnell 徴候（左室の影響で右室心尖部の壁運動は正常に見える一方，右室自由壁の壁運動が低下する所見）を認めれば PTE を疑う．

■ 肺動脈収縮期圧上昇
　特異度♥，感度♥♥♥

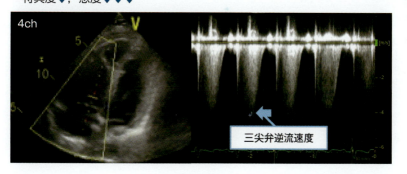

　三尖弁逆流波形から右房-右室間の圧較差を算出し，中心静脈圧を足したものが肺動脈収縮期圧となる．三尖弁逆流速度は 2.5 m/s 以上で高値，3.5 m/s 以上で著明高値と考える．

■ 下大静脈拡大，呼吸性変動低下
　特異度♥，感度♥♥♥

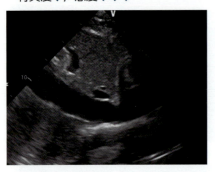

　肺血栓塞栓症では右心負荷がかかるため，多くの症例で下大静脈は拡大し呼吸性変動の低下を認める．

POC 心エコーで肺血栓塞栓症を疑う右心負荷所見があれば早急に造影 CT を検討する．

●文献●
1) Di Nisio M, et al. Deep vein thrombosis and pulmonary embolism. Lancet. 2016；388：3060-73.
2) Gibson NS, et al. Further validation and simplification of the Wells clinical decision rule in pulmonary embolism. Thromb Haemost. 2008；99：229-34.

2 How to POC 心エコー B. TTE_L で鑑別診断

12 急性大動脈解離

<典型的な症状>
　胸背部痛
　失神や意識障害（脳梗塞）
　ショック
<重要所見>
　身体所見：著明な高血圧，上肢血圧の左右差
　胸部レントゲン：大動脈弓の拡大
　血液検査：D-ダイマー上昇

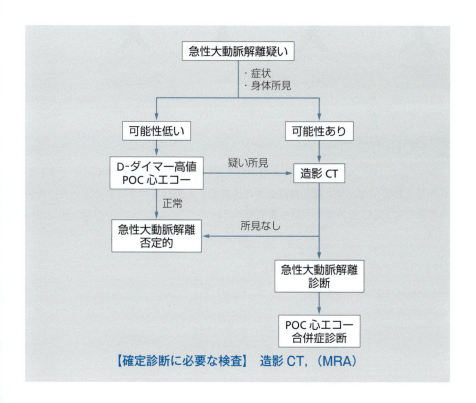

【確定診断に必要な検査】　造影 CT，（MRA）

急性大動脈解離（aortic dissection：AD）を疑えば，造影CTでの存在診断を優先する．急性大動脈解離がStanford A型であった場合，合併症を確実に診断すべきである．Stanford B型の場合，大動脈瘤破裂や各臓器障害や末梢循環不全がなければ保存的に治療する．

急性大動脈解離の形態分類

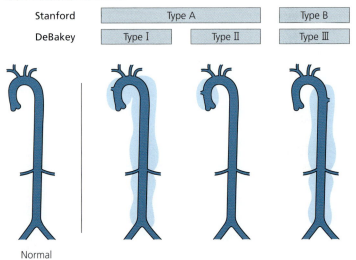

（Hiratzka LF, et al. Circuration. 2010; 121: e266-e369）[1]

POC心エコー

POC心エコーでの存在診断は精度が高くないため，身体所見やPOCTで少しでも急性大動脈解離を疑えば，躊躇せずに造影CTを施行すべきである．一方，合併症診断にはPOC心エコーが最も重要である．

▶存在診断
■ 大動脈拡大・フラップ
特異度♥♥,感度♥♥

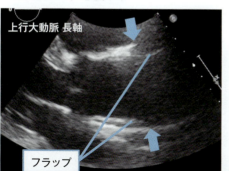

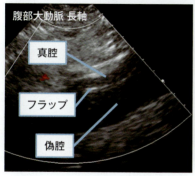

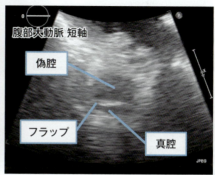

　上行大動脈や腹部大動脈の拡大やフラップの所見があれば急性大動脈解離を疑う．しかし，大血管にはアーチファクトが生じやすく，精度を下げる要因となることに注意する．

▶合併症診断
　急性大動脈解離の重篤な合併症は心タンポナーデ[2]，急性心筋梗塞[3]，急性大動脈弁逆流症[4]であり，POC心エコーで診断がつけば早急な対応が必要となる．

A) 心タンポナーデ
　上行大動脈の破裂により心嚢内に血腫をきたして心タンポナーデを生じる．心タンポナーデは短時間で血行動態の破綻をきたすため，ベッドサイドでの早急な診断と治療が必要となる．

- 心嚢水
  特異度♥,感度♥♥♥

- 右室虚脱
  特異度♥♥♥,感度♥

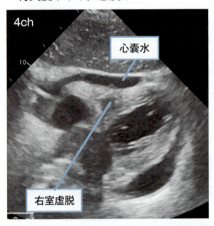

経時的な心嚢水の増加や心嚢腔の血腫があれば特異度の高い所見である．心嚢水はあらゆる方向から心エコーで観察することが重要である．とくに，右室前面の心嚢水は心窩部アプローチのみでしか観察されないため注意が必要である．また，右室虚脱があれば心タンポナーデを考慮する．

- 下大静脈拡大および呼吸性変動低下
  特異度♥,感度♥♥

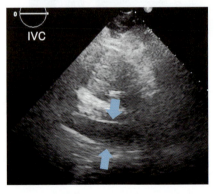

血行動態の悪化に加えて心嚢水を認めた場合，上記の右室虚脱や下大静脈拡大および呼吸性変動低下があれば心タンポナーデを強く疑う．

急性大動脈解離で心嚢水を認めた場合，心タンポナーデに注意しながら緊急手術を第一に考える．緊急心嚢穿刺は一時的な対応であり根本的な解決とならない．

B) 急性心筋梗塞

　Stanford A 型の急性大動脈解離が冠動脈入口部（左冠動脈・右冠動脈の入口部）まで進展すると，虚血範囲の広い急性心筋梗塞をきたす．早急な侵襲的治療を優先すべきであり，いかに早急に診断をするかが重要である．

■ 左室局所壁運動異常
特異度♥♥♥，感度♥♥

＜左冠動脈入口部解離＞

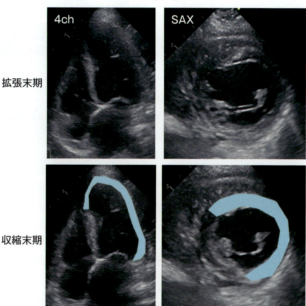

ST↑：aVR, 前胸部誘導広範
ST↓：広範

壁運動異常：心尖部〜前壁中隔・前側壁の広範

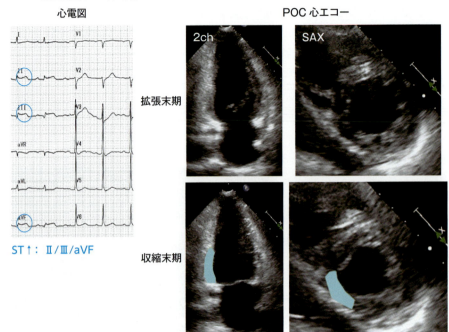

＜右冠動脈入口部解離＞

心電図　　POC 心エコー

2ch　SAX

拡張末期

収縮末期

ST↑：Ⅱ/Ⅲ/aVF

壁運動異常：下後壁

　急性大動脈解離に冠動脈の支配領域に一致した心電図変化と局所壁運動異常があれば特異度は高い．局所壁運動異常は施行者により特異度・感度が大きく異なることに注意する．

Stanford A 型の急性大動脈解離による急性心筋梗塞では虚血範囲が広く早急な診断および治療が必要である．左室収縮能低下を認めれば，常に急性心筋梗塞を疑う必要がある．

C) 急性大動脈弁逆流

　急性大動脈解離が大動脈弁尖や弁交連部に影響して急性ARをきたすことがある．急激な拡張期血圧の低下や冠動脈血流の低下をきたし血行動態に影響する．

- ■ 大動脈弁逸脱
　特異度♥♥，感度♡

- ■ 偏在性ARジェット
　特異度♥♥，感度♡

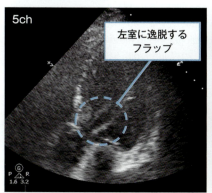
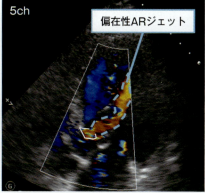

Stanford A型の急性大動脈解離で大動脈弁逆流を認めれば，大動脈弁に対しても同時手術が必要となる可能性がある．

●文献●

1) Hiratzka LF, et al. Surgery for aortic dilatation in patients with bicuspid aortic valves: a statement of clarification from the American college of cardiology/ American Heart Association Task Force on Clinical Practice Guidelines. Circulation. 2010; 121: e266–e369.

2) Carmody K, et al. Point of care echocardiography in an acute thoracic dissection with tamponade in a young man with chest pain, tachycardia, and fever. J Emerg Med. 2016; 51: e123–e126.

3) Nishigami K. Point-of-care echocardiography for aortic dissection, pulmonary embolism and acute coronary syndrome in patients with killer chest pain: EASY screening focused on the assessment of effusion, aorta, ventricular size and shape and ventricular asynergy. J Echocardiogr. 2015; 13: 141–4.

4) Patel PA, et al. Aortic regurgitation in acute type-a aortic dissection: a clinical classification for the perioperative echocardiographer in the era of the functional aortic annulus. J Cardiothorac Vasc Anesth. 2017 Jun 7. pii: S1053–0770 (17) 30540–2.

3

実践で学ぶ POC 心エコー

―主訴からフローチャートで考える―

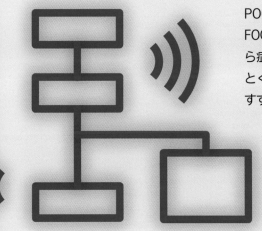

POC 心エコーをマスターするためには，FOCUS と TTE_L の要点をチェックしながら症例を経験していくことが重要である．とくに実臨床では症状をもとに鑑別をすすめていくことになる．

3 実践で学ぶ POC 心エコー

1 ショック

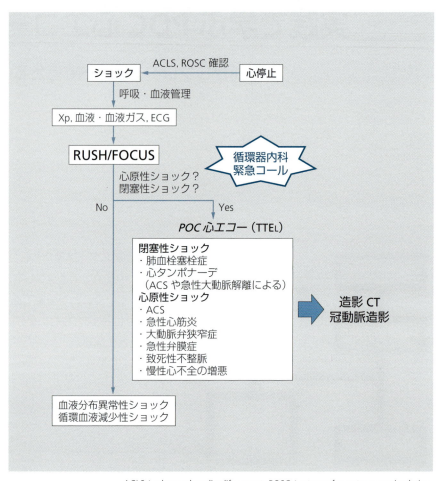

ACLS：advanced cardiac life suport, ROSC：return of spontaneous circulation, ECG：electrocardiogram

What to do...

1. **接触**
   - 外傷の有無を確認し，呼吸・循環管理を優先する．
   - 心停止で搬送されてきた場合は，ACLS に従い ROSC を確認した後にショックとして扱う．
   - 同行者への問診や身体所見を短時間で評価．

2. **POCT**
   - 早急に血液・血液ガス，胸部レントゲン，心電図を施行する．
   - RUSH/FOCUS でショックを分類する．

3. **循環器内科　緊急コール**
   - 診断や治療に，循環器内科による判断や侵襲的処置が必要となる可能性が高いため，閉塞性ショックや心原性ショックを否定できなければすぐに循環器内科へ緊急コールを考慮する．

4. **確定診断への道**
   - POC 心エコー（TTE_L）を施行し，造影 CT や冠動脈造影も積極的に検討して鑑別診断をすすめる．

POC 心エコー　チェックリスト

FOCUS

閉塞性ショックや心原性ショックの鑑別を優先する．
- ☐ FOCUS フローチャート：ショック（40 頁参照）

TTE_L

特異度の高い所見をもとに，閉塞性ショックや心原性ショックの原因疾患の診断をすすめる．

- ● 閉塞性ショック
  - ☐ 肺血栓塞栓症：右室拡大，心室中隔の扁平化，右心負荷をチェック
  - ☐ 心タンポナーデ：背景に ACS や急性大動脈解離がないか確認
- ● 心原性ショック
  - ☐ ACS：局所壁運動異常をチェック，機械的合併症チェックも忘れずに
  - ☐ 急性心筋炎：左室収縮能，心嚢水をチェック
  - ☐ 大動脈弁狭窄症：大動脈弁の石灰化や開放制限，連続波ドプラを確認
  - ☐ 急性弁膜症：逸脱など弁の形態評価，カラードプラでの異常血流の評価

- □ 致死性不整脈：背景に ACS や急性心筋炎がないかチェック
- □ 慢性心不全の増悪：背景疾患まで評価できればベスト

ショックに対して血行動態の安定を優先した後，RUSH/FOCUS で閉塞性ショックや心原性ショックがないか評価しよう！ 閉塞性ショックや心原性ショックを疑う場合，TTE_L や造影 CT や冠動脈造影で原因疾患の鑑別をすすめよう！

1 元気な高齢女性を襲ったショック

症例

···▶ **81 歳女性**

【主訴】ショック

【病歴】1 年前から労作時の胸部不快を自覚し，3 か月前に突然の意識消失をきたしたが病院受診をしなかった．その後，毎日犬の散歩をしているが明らかな症状を自覚することはなかった．本日，外出時に強い胸痛を自覚したため救急要請して当院 ER に搬送された．

【既往】病院受診歴なく，常用薬なし

【家族歴】特記所見なし

【喫煙・飲酒】なし

接触

苦悶様の表情と持続する胸痛の訴えあり．明らかな外傷はなし．

身長: 147 cm, 体重: 46 kg, BSA: 1.37 m^2, 体温: 36.2℃, GCS: E3V4M6

血圧: 86/30（49）mmHg, 脈拍数: 106 回/分, SpO$_2$: 89%（O$_2$ 10 L）, 呼吸数: 23 回/分

頸部: 頸静脈怒張あり，遅脈あり

胸部: 湿性ラ音あり，収縮期駆出性雑音 Levine Ⅱ/Ⅵ（右傍胸骨第二肋間）

四肢: 下腿浮腫なし，四肢冷感あり

POCT

▶血液検査・血液ガス

血液検査：結果　未到着

血液ガス（動脈血，挿管後）：pH 7.385, PCO_2 41.9 mmHg, **PO_2 309.9 mmHg**, HCO_3 24.5 mmol/L, BE −0.5 mmol/L, **Lac 26.5 mg/dL**

心電図

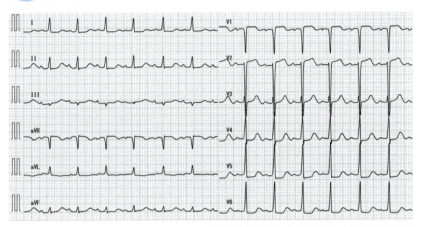

前胸部誘導 V1-2 ST 上昇，V5-6 ST 低下

胸部レントゲン

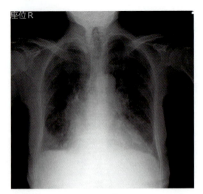

右胸水あり，肺うっ血著明

ショック　フローチャート

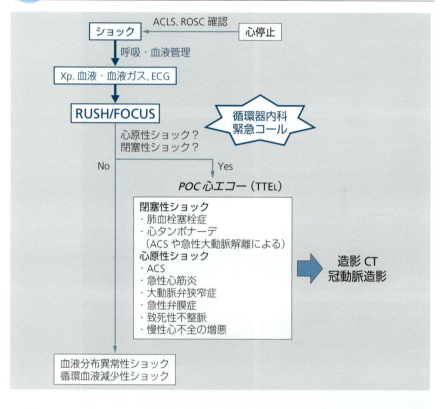

FOCUS

拡張末期

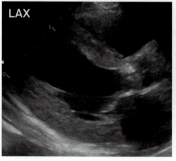

収縮末期

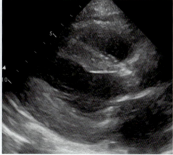

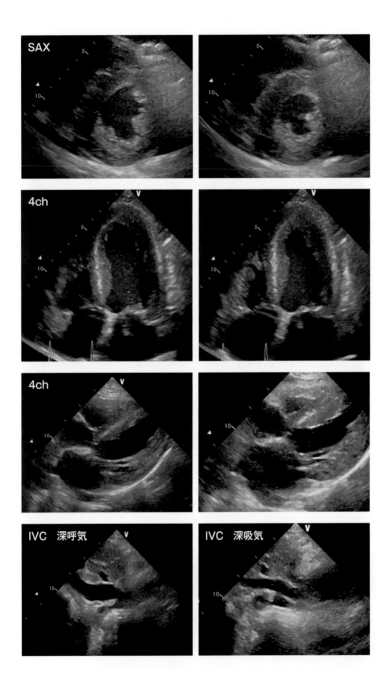

- ☑ 左室：拡大なし，収縮能低下
- ☑ 右室：拡大や虚脱なし
- ☑ 心囊水：ごく少量認めるが右室前面に心囊水なし
- ☑ IVC：拡大あり，呼吸性変動あり

実況中継 ①

 救急医 Yoshi：当患者は胸痛を伴うショックをきたした 81 歳の高齢女性です．酸素化の低下が明らかで，ER で挿管管理としています．
まず RUSH/FOCUS でショックの鑑別をしましたが，明らかな血液分布異常性ショックや循環血液減少性ショックを疑うものはなさそうでした．閉塞性ショックの可能性も低そうで，収縮期駆出性雑音の聴取や左室収縮能の低下から心原性ショックの鑑別をしていく必要がありそうです．

 循環器フェロー Nahoko：了解しました．それでは血行動態の管理と，胸痛を伴うショックの鑑別をすすめて行きます．

 宜しくお願いします！

FOCUS フローチャート

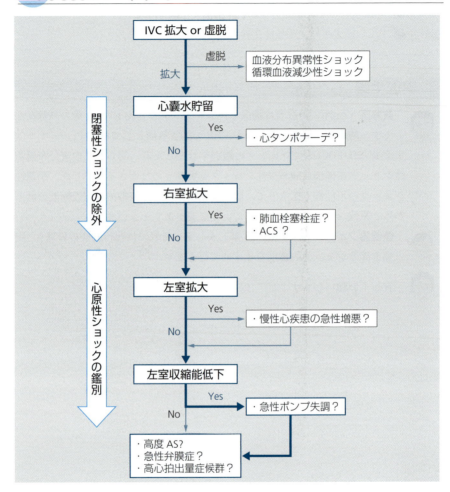

実況中継 ②

念のため FOCUS を再度確認します．IVC の呼吸性変動はありますが，IVC は明らかに拡大しています．この所見から，閉塞性ショックや心原性ショックを疑います．

循環器指導医 Kentaro：閉塞性ショックを疑う所見はありますか？

心囊水はごく少量のみで陽性所見とは考えません．また，肺血栓塞栓症を疑うような右室拡大や心室中隔の平坦化などはありません．左室収縮能低下を認めており心原性ショックの可能性が高いと考えます．

それではさらに特異度の高い所見を探して，心原性ショックの鑑別を進めよう．収縮期駆出性雑音を認めているし，高齢者の胸痛をともなうショックの鑑別疾患として AS の確認は必須だね．ただ，左室拡大がなく収縮能低下を認めていることから，急性ポンプ失調（ACS や急性心筋炎）も確実に除外する必要があるね．

POC 心エコー（TTE_L）

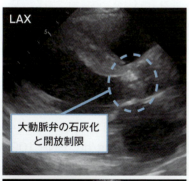

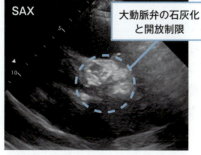

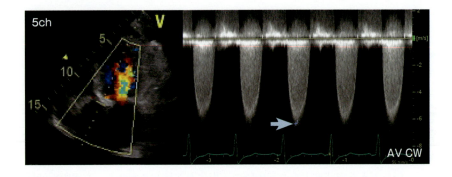

- ☑ 左室：左室駆出率 35％，びまん性壁運動低下，左室肥大あり
- ☑ 弁膜症：大動脈弁に著明な石灰化を認め開放制限あり（Visual AS score 6），大動脈弁通過血流速度 6.6 m/s，平均圧較差 115 mmHg，大動脈弁口面積 0.23 cm^2
- ☑ 心嚢，心膜：全周性にごく少量の心嚢水あり
- ☑ 右室：拡大なく収縮能は良好
- ☑ IVC：IVC 拡大，呼吸性変動あり（中心静脈圧 8 mmHg）
- ☑ その他：上行大動脈に明らかな拡大やフラップを認めない
- ☑ 血行動態：一回拍出量 33 mL，心拍出量 2.83 L/分，心係数 2.07 L/分/m^2，全身血管抵抗 961 dynes*sec*cm^5（正常値 800-1200），肺動脈収縮期圧 124 mmHg

▶血液検査
WBC 8300/μL，RBC 341 万/μL，Hb 10.6 g/dL，Plt 16.9 万/μL，Alb 3.3 g/dL，BUN 18.4 mg/dL，Cre 0.91 mg/dL，AST 25 U/L，ALT 17 U/L，T-Bil 1.53 mg/dL，CK 86 U/L，CK-MB 15.7 U/L，Na 142 mEq/L，K 4.0 mEq/L，Cl 102 mEq/L，**CRP 0.39 mg/dL，BNP 1096 pg/mL，トロポニン I 0.168 ng/mL**，D-ダイマー 0.03 ug/mL

実況中継 ③

 POC 心エコーの結果も併せて，さきほどの鑑別疾患を総合的に評価したいと思います．

- ●ACS：心電図で前胸部誘導の ST 上昇を認めます．心筋逸脱酵素の上昇はありませんが，来院まで短時間でした．びまん性壁運動異常ですが，ACS を否定できません．
- ●急性心筋炎：心嚢水の貯留がありますが，炎症反応の上昇は軽度で感染を

疑う経過もまったくありませんでした．現状で急性心筋炎を強く疑いません．

- **AS**：大動脈弁の石灰化と開放制限を認め，大動脈弁通過血流速度は 4.0 m/s を超えるので，高度 AS は確定的です．

心原性ショックの原因として高度 AS の影響は確実ですが，ACS の合併は否定できません．

左室収縮能低下がある症例では，血流速度 3.0〜4.0 m/s でも高度 AS を否定できない（低拍出低圧較差 AS）から注意が必要だね．今回の症例では，収縮能低下を認めるにもかかわらず 4.0 m/s 以上を認めており間違いなく高度 AS と診断できる．

ただし，発症してから来院まで短時間であったし心筋逸脱酵素が上昇していなくても ACS を完全に否定することはできないね．血行動態が不安定なことから，すぐに機械的なサポートや侵襲的治療を考慮すべきだね．また，ACS を確実に除外するために早急な冠動脈造影も必要だね．

低拍出低圧較差 AS（low-flow, low-gradient AS）

低左心機能の AS（LVEF＜50％）では，大動脈弁口面積から高度 AS が疑われるものの大動脈弁最大通過血流速度や平均圧較差が高度 AS の基準を満たさない症例が存在する．これらを low-flow, low-gradient AS と呼び，高度 AS だが心拍出量が少ないことにより通過血流速度や平均圧較差が生じにくい "真の AS（true AS）" と，中等度 AS だが心拍出量が少ないことで大動脈弁が開放していない "偽の AS（pseudo AS）" が混在している．この鑑別方法として低用量ドブタミン負荷心エコーがあり，ドブタミンで心拍出量を増加させて血行動態の変化を評価する．

経過

高度 AS によるショックの診断で緊急での侵襲的治療が必要と考えられ（Class I）[1]，カテーテル室で大動脈弁バルーン形成術を施行した．また同時に冠動脈造影を施行して冠動脈に有意狭窄はなく ACS は否定された．カテーテル室で経皮的心肺補助装置（PCPS）を挿入後，翌日に開胸大動脈弁置換術を施行して術後 10 日で独歩退院となった．

▶大動脈弁バルーン形成術および冠動脈造影

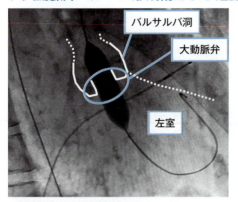

大動脈弁をバルーン拡張成功

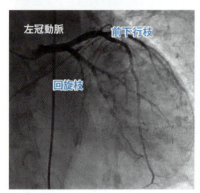
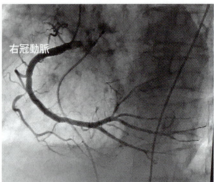

ACS をきたす有意狭窄はなし

血行動態が不安定な AS への緊急対応

　AS では弁狭窄を解除しない限り左室にかかる後負荷が改善することはない．そのため，緊急時には AS の早期解除か大動脈弁をバイパスして全身に血液を送る経皮的心肺補助装置（PCPS）を考慮する必要がある．

　AS を解除する方法として，一時的治療の大動脈弁バルーン形成術（balloon aortic valvuloplasty：BAV）（図上）と根本的治療の開胸大動脈弁置換術（aortic valve replacement：AVR）や経カテーテル的大動脈弁植込み術（transcatheter aortic valve implantation：TAVI）（図下）がある．BAV

は狭窄部位をカテーテルバルーンで拡張する治療で血行動態や症状の改善は一時的だが，当症例のように AVR や TAVI へのブリッジ治療として施行することがある．

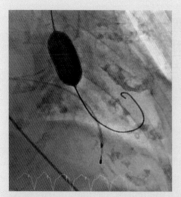

BAV

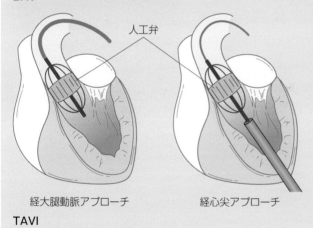

経大腿動脈アプローチ　　経心尖アプローチ

TAVI

確定診断

高度 AS によるショック

高齢者のショックや意識消失の鑑別で，AS を忘れてはいけない．聴診は AS を診断するための入り口であり，ER で AS の診断をするうえで POC 心エコーは最も重要な検査である．

●文献●
1) Nishimura RA, et al. 2014 AHA/ACC Guideline for the Management of Patients With Valvular Heart Disease: a report of the American College of Cardiology/American Heart Association Task Force on Practice Guidelines. Circulation. 2014; 129: e521-643.

2 若年女性の発熱と胸痛を伴うショック

症例

→ **25 歳女性**

【主訴】ショック

【病歴】生来健康. 4 日前から 38℃台の発熱と頭痛あり. 2 日前に
クリニックを受診してインフルエンザ迅速検査を施行して陰性.
抗生剤と解熱剤を処方されたが症状に改善なし. 1 日前にも同クリ
ニックでインフルエンザ迅速検査を再施行して陰性であった.
本日, 39℃台まで体温上昇し, 胸痛も出現したため当院内科を受
診した. 血液検査と心電図の異常所見を認めたため ER へ搬送さ
れた.

【既往】なし

【家族歴】なし

【喫煙・飲酒】なし

【妊娠】なし

接触

意識はやや混濁しており, 断続的に胸痛の訴えあり. 胸痛の程度は 10/
10. 明らかな胸部外傷を認めない.

身長: 160 cm, 体重: 47.7 kg, BSA: 1.47 m^2, 体温: **39.9℃**, GCS:
E3V4M6

血圧: **82/52 (62) mmHg**, 脈拍数: **110 回/分**, SpO$_2$: 94% (室内
気), 呼吸数: **20 回/分**

頸部: 項部硬直なし, 頸部リンパ節腫脹なし, 頸静脈怒張なし

胸部: 呼吸音清明, 心雑音なし

四肢: 下腿浮腫なし, **四肢冷感あり**

POCT

▶血液検査・血液ガス

血液検査：**WBC 14300/μL**，RBC 447万/μL，Hb 13.0 g/dL，Plt 27.6万/μL，Alb 3.3 g/dL，BUN 16.0 mg/dL，**Cre 0.84 mg/dL**，**AST 187 U/L**，ALT 35 U/L，**LDH 522 U/L**，**CK 1066 U/L**，**CK-MB 44.6 U/L**，T-Bil 0.79 mg/dL，Na 133 mEq/L，K 3.9 mEq/L，Cl 97 mEq/L，**CRP 27.94 mg/dL**，**NT-proBNP 11585 pg/mL**，**トロポニンI 49.3 ng/mL**，D-ダイマー 0.02ug/mL

血液ガス（動脈血）：**pH 7.469**，PCO_2 28.6 mmHg，PO_2 95.0 mmHg，HCO_3 21.3 mmol/L，BE−2.7 mmol/L，**Lac 28.0 mg/dL**

心電図

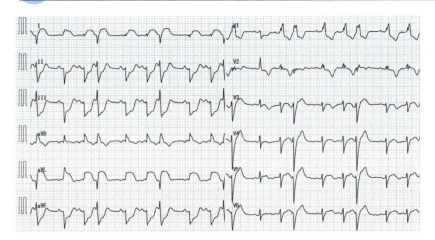

胸部レントゲン

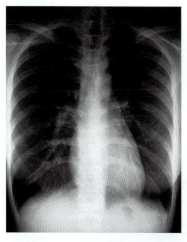

左第3弓の突出を疑う

ショック　フローチャート

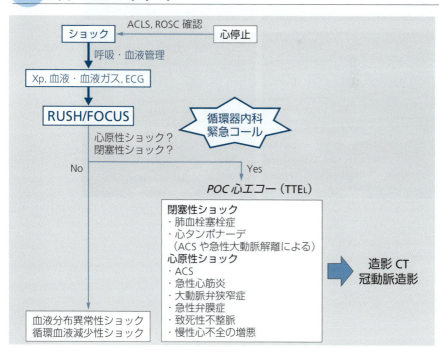

FOCUS

拡張末期　　　　　収縮末期

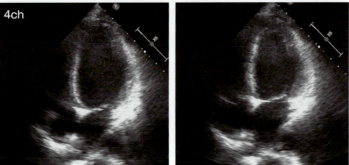

LAX

SAX

4ch

1　ショック

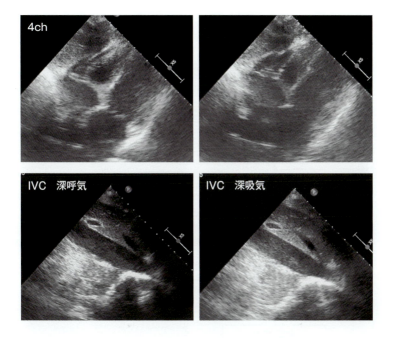

- ☑ 左室：著明な拡大はなし，**収縮能は高度低下**
- ☑ 右室：拡大なし，**虚脱を否定できない**
- ☑ 心嚢水：**右室前面に貯留あり**
- ☑ IVC：**拡大あり，呼吸性変動消失**

実況中継 ①

Yoshi：今回は発熱と胸痛を伴う 25 歳の若年女性のショックです．現状では酸素化は保たれていますが，血圧は低く心室性不整脈も頻発しているため状態は不安定です．血液検査では炎症反応が高値で，心筋逸脱酵素も著明に上昇しています．RUSH/FOCUS で IVC は拡大しており明らかな血液分布異常性ショックや循環血液減少性ショックは否定的で，右室前面の心嚢水や左室収縮能低下から心タンポナーデや心原性ショックを強く疑います．

Nahoko：了解です．ショックに加えて心電図異常と心筋逸脱酵素の上昇から，ACS や急性心筋炎を優先して鑑別すべき状況です．早急に冠動脈造影を施行して同時に血行動態をサポートする必要がありそうです．その他の緊急性の高い循環器疾患も鑑別をすすめます．

FOCUS フローチャート

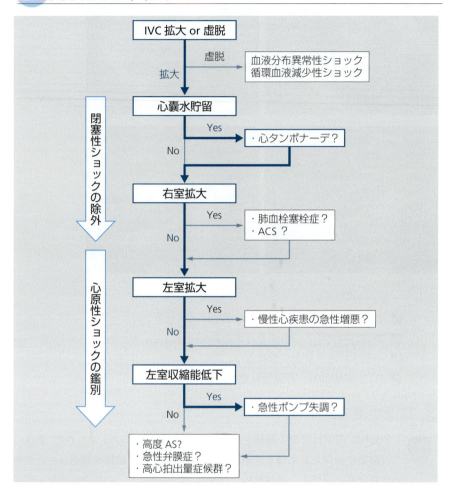

実況中継 ②

 FOCUS を再チェックします．下大静脈の拡大を認めており，血液分布異常性ショックや循環血液減少性ショックは否定的です．

 Kentaro：では，閉塞性ショックと心原性ショックの鑑別は？

 心嚢水を認めており，右室虚脱の可能性もあるため心タンポナーデの可能

性を否定できません．一方，右室拡大や心室中隔の平坦化はなく肺血栓塞栓症を疑いません．

心室性不整脈の頻発や左室収縮能が高度低下していることから，心原性ショックの可能性は非常に高いと思います．

心タンポナーデの可能性はあるが，少なくとも心嚢穿刺を施行できる程度にはない．心タンポナーデであればACS，急性大動脈解離，急性心筋炎，胸部外傷を除外すべきだね．心原性ショックであれば，急性ポンプ失調の鑑別としてACS，急性心筋炎を考えよう．

POC心エコー（TTE_L）

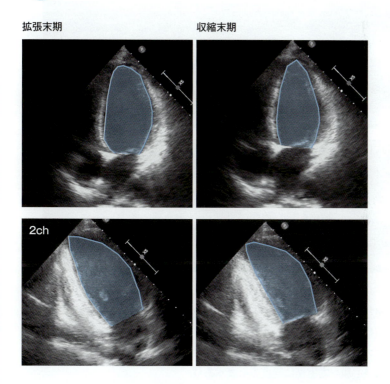

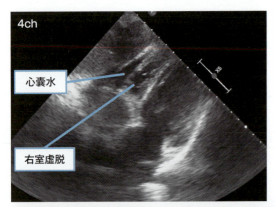

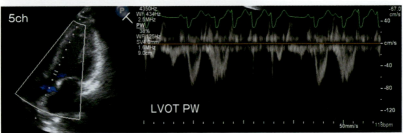

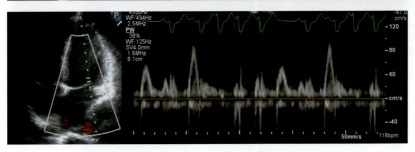

- ☑ 左室：**左室駆出率 25％，びまん性壁運動異常**
- ☑ 弁膜症：なし
- ☑ 右室：**右室虚脱？**
- ☑ 心囊，心膜：**右室側に軽度の心囊水あり**
- ☑ その他：上行大動脈の拡大やフラップはなし
- ☑ 血行動態：**心室性不整脈が頻発し心拍出量の評価は困難，肺動脈収縮期圧 24 mmHg**

実況中継 ③

胸部外傷は病歴からして否定しており，ACSと急性心筋炎と急性大動脈解離を総合的に評価してみます．
- ACS：心電図では心室性不整脈が多発しており，血液検査では心筋逸脱酵素の上昇を認めます．POC心エコーでは局所壁運動異常を認めませんが，現状ではACS（左主幹部や多枝疾患）を否定できません．
- 急性心筋炎：上記所見にあわせて，経過からして急性心筋炎の可能性は非常に高いと考えます．
- 急性大動脈解離：明らかな上行大動脈のフラップはなく，急性大動脈解離を強く疑いません．

以上から，急性心筋炎の可能性が高いですが，ACSの除外が必要です．
また，右室前面の心嚢水や右室虚脱からは心タンポナーデを除外できませんが，心嚢水の原因は急性心筋炎でよさそうです．

冠動脈造影の準備ができたみたいだね．すぐにカテーテル室へ搬送しよう．ACSを否定できれば，急性心筋炎を考慮して同時に心筋生検も検討しよう．

冠動脈造影

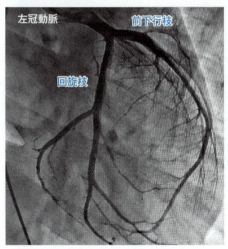
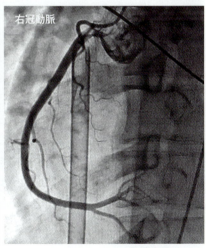

経過

冠動脈造影で明らかな冠動脈疾患は認めず臨床的に急性心筋炎と判断した[1]．

検査中に心室頻拍が止まらなくなり心停止となったため，心肺機能のサポートとして経皮的心肺補助装置（percutaneous cardiopulmonary support：PCPS）を挿入し，左室後負荷を低減させる目的で大動脈バルーンパンピング（intra-aortic balloon pumping：IABP）を挿入することとなった．ICU入室2日後に血圧は上昇傾向となり，3日後にPCPS，4日後にIABPを抜去することができた．後日，カテーテル検査時に施行した心筋生検により劇症型心筋炎の診断となった．

急性心筋炎の治療

急性心筋炎は一過性の急性ポンプ失調であるが，来院時には心機能がどの程度まで悪化するかの推測は困難であるため慎重な対応が必要となる．そのため，一時的な心肺サポートとしてPCPSやIABPを考慮し，より長期となる場合は左室補助人工心臓（left ventricular assist device：LVAD）の植込みなども検討する必要がある．急性心筋炎の原因によっては薬物治療が奏功する場合もある．

確定診断

劇症型心筋炎によるショック

急性心筋炎には特異的な所見がないため，疑わなければ診断に近づくことはできない．そのためとくに若年者の胸痛では急性心筋炎を必ず念頭におく必要がある．

●文献●
1) 和泉　徹，他．循環器病の診断と治療に関するガイドライン：急性および慢性心筋炎の診断・治療に関するガイドライン（2011年改訂版）．日本循環器学会；2011.

3 呼吸苦を伴うショック

症 例

51 歳男性

【主訴】ショック

【病歴】生来健康. 4 日前から呼吸苦を自覚し, 3 日前に近医クリニックを受診して胸部 CT を施行する予定となっていた. 本日, 同クリニックを受診した際に駐車場で転倒し, そのままクリニックに搬入された際に意識障害とショックを認めたため, 当院へ救急搬送となった. 来院直後に酸素化低下に対して挿管・呼吸管理となった.

【既往】（悪性腫瘍や深部静脈血栓症など含めて）特になし

【家族歴】なし

【喫煙】15 本×25 年間

【飲酒】機会飲酒

接触

顔面に擦過傷, 打撲あり. 来院時に意識状態は混濁し, 呼吸苦の訴えあり.

身長: 177 cm, 体重: 71 kg, BSA: 1.88 m^2, 体温: 36.3℃, GCS: E3V4M6

血圧: 79/56（64）mmHg, 脈拍数: **109 回/分**, SpO$_2$: **92%**（O$_2$ 15 L）→**100%**（挿管後）, 呼吸数: **28 回/分**

神経: 明らかな麻痺や痙攣なし

頸部: **頸動脈触知は微弱**

胸部: 呼吸音清明, 心雑音なし, **Ⅱp 亢進あり**

四肢: 下腿浮腫なし, **四肢冷感あり**

POCT

▶血液検査・血液ガス

血液検査：未到着

血液ガス（動脈血，挿管後）：pH 7.303, PCO_2 32.3 mmHg, PO_2 306.7 mmHg, HCO_3 15.6 mmol/L, BE −9.5 mmol/L, Lactate 46.1 mg/dL

心電図（挿管後）

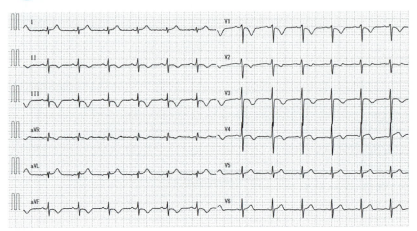

HR 80，洞調律，右軸偏位あり，Ⅱ/Ⅲ/aVF/V1-4 陰性 T 波

胸部レントゲン

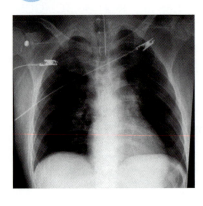

左第 2 弓の突出あり

ショック　フローチャート

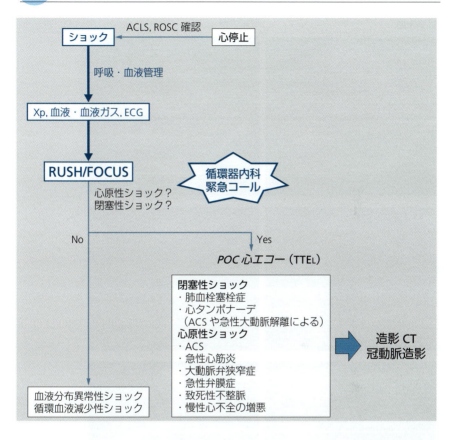

FOCUS

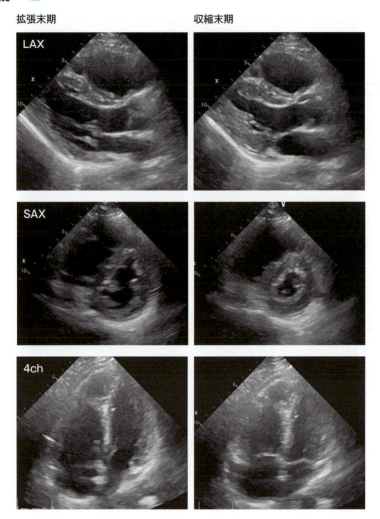

拡張末期　　　　　収縮末期

LAX

SAX

4ch

1 ショック

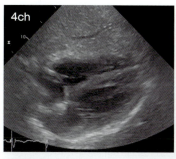
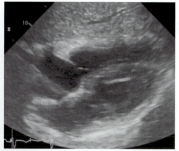
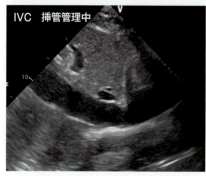

- ☑ 左室：拡大なし，収縮能正常
- ☑ 右室：**著明に拡大**
- ☑ 心嚢水：なし
- ☑ IVC：**IVC 拡大あり，呼吸性変動は不明（挿管管理中）**

実況中継 ①

Yoshi：当症例は呼吸苦を伴うショックの 51 歳男性です．来院時に酸素化が保てずすぐに挿管管理をしていますが，胸部レントゲンでは肺に明らかな所見を認めません．

　症状や心電図変化などから肺血栓塞栓症の可能性を考えますが，現状では Simplified Well's Score は「頻脈」の 1 点のみ（「その他疾患の除外」があれば 2 点）です．RUSH/FOCUS で明らかな血液分布異常性ショックや循環血液減少性ショックは否定的です．挿管後の血液ガスでは乳酸値の上昇を認めます．血液検査のデータはまだ出ていません．

Nahoko：了解です．ショックの鑑別を進めていきます．

FOCUS フローチャート

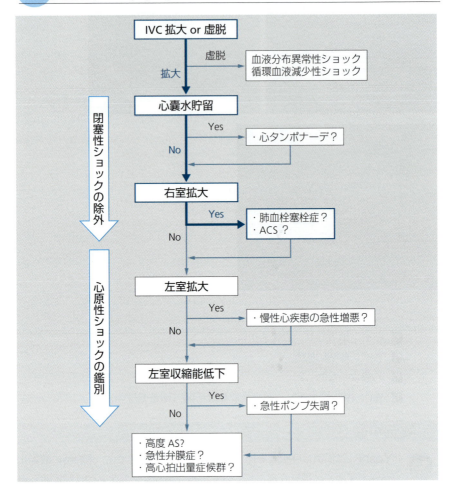

実況中継 ②

 Kentaro：今回のショックの鑑別はどうだろうか．

 まず下大静脈の著明な拡大があることから血液分布異常性と循環血液減少性ショックは否定です．心嚢水は認めずに著明な右室拡大を認めています．このことから，心タンポナーデは否定的ですが，肺血栓塞栓症の可能性は十分考えられます．

Simplified Well's Score は 1 点だったけれども，原因不明の酸素化の低下や心電図変化や POC 心エコーの所見から肺血栓塞栓症の診断を優先すべきだね．すぐに造影 CT を準備しよう．心原性ショックは否定できる？

左室拡大はなく収縮能も正常ですが，FOCUS では ACS による右室梗塞や心室中隔穿孔を否定できないため，さらに評価が必要です．

造影 CT の準備が整うまで POC 心エコーでの評価を進めよう．

POC 心エコー（TTE$_L$）

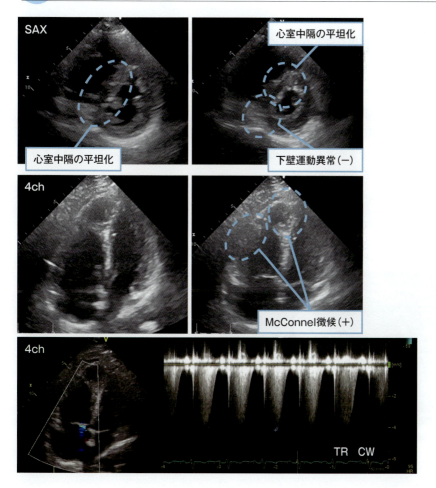

- ☑ 左室：左室駆出率 60%，明らかな壁運動異常なし
- ☑ 弁膜症：中等度三尖弁逆流
- ☑ 右室：右室拡大著明，心室中隔の平坦化あり，McConnell 徴候あり
- ☑ 心嚢，心膜：心嚢水なし
- ☑ その他：明らかな異常血流なし，上行大動脈の拡大やフラップなし
- ☑ 血行動態：一回拍出量 41 mL，心拍出量 3.86 L/分，心係数 2.05 L/分/m^2，体血管抵抗 1016 dynes*sec*cm^5（正常値 800-1200），肺動脈収縮期圧 85 mmHg

実況中継 ③

 鑑別疾患を以下のように評価しました．

- 肺血栓塞栓症：心電図の右軸偏位や右心負荷，POC 心エコーでの心室中隔の平坦化を伴う右室拡大や McConnell 徴候や著明な右心負荷などから可能性が高いです．
- ACS（右室梗塞や心室中隔穿孔）：心電図では ST 変化があるので，ACS を否定できませんが，明らかな壁運動異常はなく心室中隔穿孔を疑うような異常血流も認めません．

以上より，肺血栓塞栓症の可能性はより高まりました．

 造影 CT に行けるようだから，すぐに施行しよう．

▶造影 CT

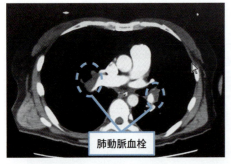

両側肺動脈主幹部に著明な血栓あり

▶血液検査

WBC 10300/μL, RBC 461 万/μL, Hb 14.0 g/dL, Plt 17.3 万/μL, Alb 3.3 g/dL, BUN 8.9 mg/dL, **Cre 1.31 mg/dL**, **AST 36 U/L**, ALT 10 U/L, LDH 216 U/L, CK 256 U/L, T-Cho 148 mg/dL, HDL-Cho 49 mg/dL, LDL-Cho 100 mg/dL, TG 33 mg/dL, HbA1c 5.4%, Na 136 mEq/L, K 3.7 mEq/L, Cl 106 mEq/L, **CRP 0.90 mg/dL**, BNP 75.8 pg/mL, トロポニン I 0.011 ng/mL, **D-ダイマー 5.30 ug/mL**

造影 CT で両側肺動脈主幹部に血栓を認めており肺血栓塞栓症の診断となる．血液検査のデータでも D-ダイマーが高値だね．一方，心筋逸脱酵素は全く変化しておらず，否定はできないものの現時点では ACS は考えないね．すぐに肺血栓塞栓症の治療に移ろう．

経過

肺血栓塞栓症の診断で，ショックをきたした右心負荷のある Massive 症例と判断して血栓線溶療法を開始した．治療後より酸素化と血圧は著明に改善した．心筋逸脱酵素はその後も上昇せず ACS は否定された．

確定診断

肺血栓塞栓症

肺血栓塞栓症の臨床分類[1]

　国外の学会によるガイドラインや研究者の定義によって，急性肺血栓塞栓症の重症度分類は少しずつ異なってはいるものの，最近の動向としては，肺動脈内血栓塞栓の量，分布，形態によって分類されるのではなく，早期死亡に影響を与える因子の有無によって重症度が評価される．心エコー上の右心負荷所見の有無により本疾患の予後や再発率が有意に異なることを受けて，主に血行動態所見と心エコー所見を組み合わせた重症度分類が用いられている．

	血行動態	心エコー上右心負荷
Cardiac arrest Collapse	心停止あるいは循環虚脱	あり
Massive (広範型)	不安定 ショックあるいは低血圧（定義：新たに出現した不整脈，脱水，敗血症によらず，15 分以上継続する収縮期血圧＜90 mmHg あるいは≧40 mmHg の血圧低下）	あり
Submassive (亜広範型)	安定（上記以外）	あり
Non-massive (非広範型)	安定（上記以外）	なし

(Jaff MR, et al. Circuration. 2011; 123: 1788-830., Eur Heart J. 2000; 21: 1301-36 より改変)

閉塞性ショックは重篤な血行動態異常をきたすが，原因の早急な解除により状態が改善する．早急な診断のためには POC 心エコーと造影 CT が非常に有用である．

●文献●
1) 安藤太三, 他. 循環器病の診断と治療に関するガイドライン：肺血栓塞栓症および深部静脈血栓症の診断, 治療, 予防に関するガイドライン（2009 年改訂版）. 日本循環器学会; 2009.

3 実践で学ぶ POC 心エコー

2 胸痛

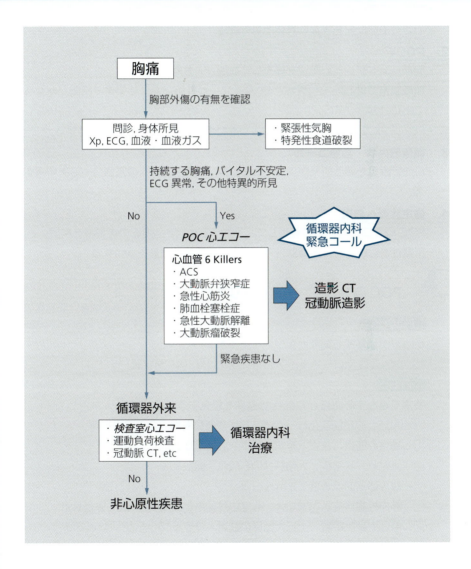

What to do...

1. 接触
- 胸部外傷を確認し，バイタルサインをチェック．
- 問診で胸痛の持続・程度（10 段階評価）・発症様式・誘因などを確認する．
- 心雑音や血圧左右差など身体所見を評価．

2. POCT
- 胸部レントゲンと心電図を優先し，血液ガスも考慮．
- 血液検査では心筋逸脱酵素と D-ダイマーが有用だが，結果まで時間がかかることに注意．
- POC 心エコー（FOCUS）でショックに準ずる病態がないかを評価する．

3. 循環器内科　緊急コール
- 心血管疾患を疑う所見が少しでもあれば，循環器内科への緊急コールを考慮する．

4. 確定診断への道
- POC 心エコー（TTE_L）施行して，造影 CT や冠動脈造影の必要性を検討する．
- 緊急性がない場合，循環器外来でさらに専門的な検査を検討する．

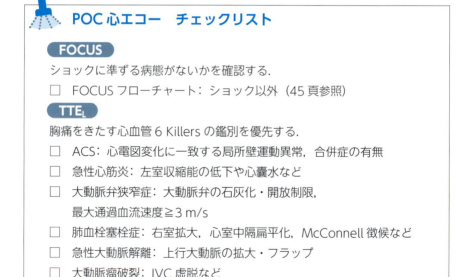

POC 心エコー　チェックリスト

FOCUS

ショックに準ずる病態がないかを確認する．
- ☐ FOCUS フローチャート：ショック以外（45 頁参照）

TTE_L

胸痛をきたす心血管 6 Killers の鑑別を優先する．
- ☐ ACS：心電図変化に一致する局所壁運動異常，合併症の有無
- ☐ 急性心筋炎：左室収縮能の低下や心嚢水など
- ☐ 大動脈弁狭窄症：大動脈弁の石灰化・開放制限，最大通過血流速度 ≧ 3 m/s
- ☐ 肺血栓塞栓症：右室拡大，心室中隔扁平化，McConnell 徴候など
- ☐ 急性大動脈解離：上行大動脈の拡大・フラップ
- ☐ 大動脈瘤破裂：IVC 虚脱など

心血管の "6 Killer" chest pains

　一般的に救急では以下のような「"5 Killer" chest pains」と言われる疾患がある．しかし救急で出会う可能性があり，心血管の致死的な疾患である高齢者の**大動脈弁狭窄症**，若年者の**急性心筋炎**，**大動脈瘤破裂**は含まれていないことに注意が必要である．そのため，当本では「"5 Killer" chest pains」から心血管以外の2疾患（緊張性気胸，特発性食道破裂）を除いて上記3疾患を加えた計6疾患を，「心血管の "6 Killer" chest pains」と表現した．

"5 Killer" chest pains
- ACS
- 肺血栓塞栓症
- 急性大動脈解離
- 緊張性気胸
- 特発性食道破裂

心血管の "6 Killer" chest pains
- ACS
- 大動脈弁狭窄症
- 急性心筋炎
- 肺血栓塞栓症
- 急性大動脈解離
- 大動脈瘤破裂

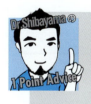

胸痛で心血管6 Killersを疑えば，POC心エコーと造影CTと冠動脈造影で確定診断を目指す．緊急性の高い心血管疾患が否定されても，循環器外来での精査を考慮する．

1 通勤中に生じた突然の胸痛

症 例

41 歳男性

【主訴】胸痛

【病歴】生来健康．1 週間前に自宅の階段を上った時に胸部不快感が
あったが 5 分程度で自然軽快した．その後も，労作に伴う胸部不
快を自覚していた．本日，通勤中に駅の階段を上った際に胸痛を
自覚し電車内で増悪して嘔気が出現したため，下車して救急要
請．30 分後に救急車で当院到着後も症状は持続していた．

【既往】特記事項なし

【家族歴】（遺伝性疾患や心血管疾患や突然死）なし

【喫煙】20 本×20 年間

【飲酒】ビール 350 mL 毎日

接触

意識は清明であったが，前胸部痛は 8/10 で持続．明らかな外傷はなし．

身長：182 cm，体重：76 kg，BSA：1.86 m^2，体温：36.1℃，GCS：
E4V5M6

血圧：120/83（95）mmHg，脈拍数：**102 回/分**，SpO$_2$：99%（室内
気），呼吸数：12 回/分

頸部：頸静脈怒張なし

胸部：呼吸音清明，心雑音なし

四肢：下腿浮腫なし，**四肢冷感あり**

176　　2　胸痛

POCT

▶血液検査・血液ガス

血液検査: 未到着

血液ガス(静脈血): **pH 7.524, PCO$_2$ 25.1 mmHg,** PO$_2$ 44.1 mmHg, HCO$_3$ 20.2 mmol/L, BE −0.3 mmol/L, **Lac 46.4 mg/dL**

心電図

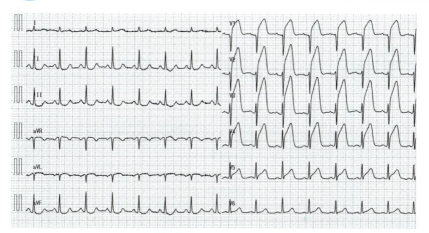

前胸部誘導 V1-5 に ST 上昇, 肢誘導 II/III/aVF ST 低下

胸部レントゲン

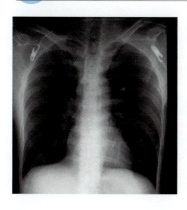

特記所見なし

胸痛　フローチャート

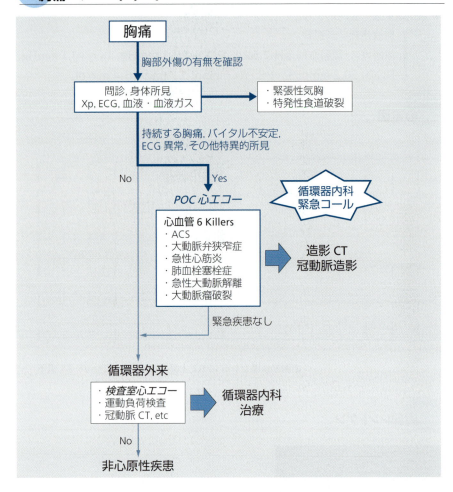

実況中継 ①

Yoshi：当症例は前胸部痛が持続している41歳男性です．血液検査のデータはまだ出ていませんが，心電図では明らかな前胸部誘導にST上昇を認めておりST上昇型急性心筋梗塞（STEMI：ST-elevation acute myocardial infarction）によるACSを強く疑います．

Nahoko：STEMIの確定診断を優先すべきなので，冠動脈造影の準備を進めます．また，準備ができるまでPOC心エコーでその他胸痛の鑑別や合併症の除外を進めます．

POC心エコー（FOCUS）

拡張末期　　　　収縮末期

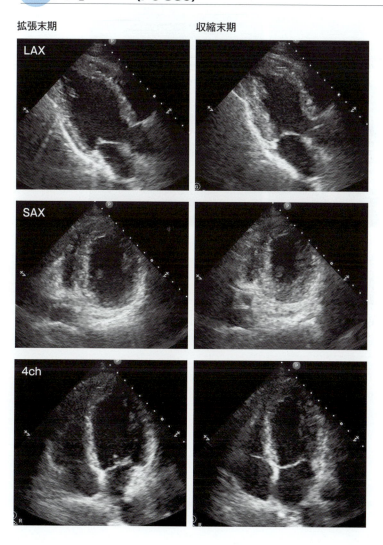

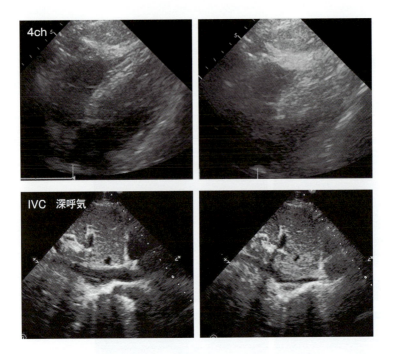

- ☑ 左室：拡大なし，**収縮能低下**
- ☑ 右室：拡大なし
- ☑ 心囊水：なし
- ☑ IVC：拡大なし，呼吸性変動あり，虚脱なし

FOCUS フローチャート

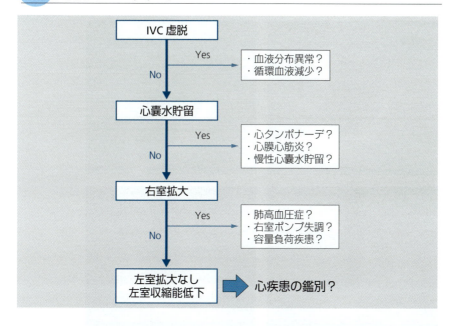

実況中継②

 FOCUS で IVC 虚脱や,右室拡大がないことや心囊水がないことから,大動脈瘤破裂や肺塞栓や心タンポナーデは否定的です.左室拡大はありませんが収縮能低下があり,ACS で矛盾しない所見です.その他,経過から急性心筋炎の可能性は低く,また,心雑音を認めないことから大動脈弁狭窄症を疑いません.身体的特徴や症状からは急性大動脈解離を否定できませんが,明らかな血圧上昇や上肢血圧の左右差などは認めません.

 Kentaro:ACS の存在診断や合併症を TTE$_L$で確認しよう.

POC 心エコー（TTE_L）

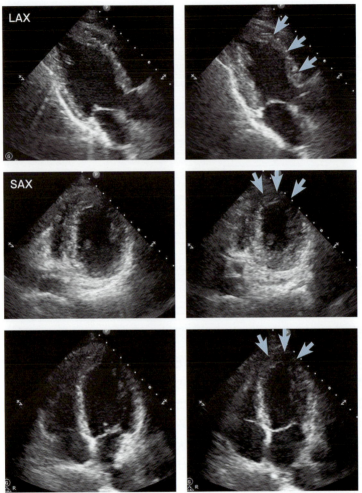

- ☑ 左室：**左室駆出率 45％，心尖部・前壁中隔～前壁に広範な局所壁運動異常あり（矢印）**，左室肥大なし
- ☑ 弁膜症：明らかな弁膜症なし
- ☑ 右室：右室拡大なし，右室壁運動異常なし
- ☑ 心嚢，心膜：心嚢水はなし
- ☑ その他：明らかな異常血流なし，上行大動脈の拡大やフラップはなし

☑ 血行動態：一回拍出量 58 mL，心拍出量 5.8 L/分，心係数 3.1 L/分/m^2，全身血管抵抗 1200 dynes*sec*cm^5（正常値 800-1200），肺動脈収縮期圧 31 mmHg

▶血液検査

WBC 6700/μL, RBC 495 万/μL, Hb 17.8 g/dL, Plt 19.2 万/μL, Alb 4.1 g/dL, BUN 16.1 mg/dL, Cre 0.68 mg/dL, AST 25 U/L, ALT 16 U/L, T-Bil 0.32 mg/dL, CK 108 U/L, CK-MB 9.8 U/L, T-Cho 211 mg/dL, HDL-Cho 61 mg/dL, LDL-Cho 125 mg/dL, TG 117 mg/dL, Na 137 mEq/L, K 3.9 mEq/L, Cl 103 mEq/L, CRP 0.08 mg/dL, HbA1c 5.3%, NT-proBNP 68 pg/mL, **トロポニン I 0.238 ng/mL**, D-ダイマー 0.01 ug/mL

実況中継 ③

心電図から左冠動脈前下行枝の ACS を疑っており，TTE$_L$でも心尖部を中心に左冠動脈前下行枝に一致する局所壁運動異常を認めるため特異度の高い所見と考えます．心筋逸脱酵素の上昇は少ないですが，ACS の可能性が濃厚です．

ACS の合併症に関して，心嚢水を認めず，その他異常血流もないことから機械的合併症は否定的です．また，右室拡大はなく右室梗塞も疑いません．

ACS に伴う合併症は否定的だね．冠動脈造影の準備が整ったから，すぐにカテーテル室に搬送しよう．

緊急冠動脈造影を考慮するハイリスク症例

- 心原性ショック
- 持続する胸痛
- 致死性不整脈
- ACS の機械的合併症
- 急性心不全
- ST 上昇あるいは経時的に変化する ST-T 波形

(Roffi M, et al. Eur Heart J. 2016; 37: 267-315[1])より一部改変)

▶ 冠動脈造影

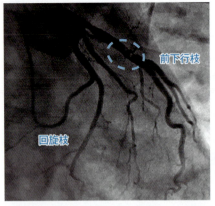
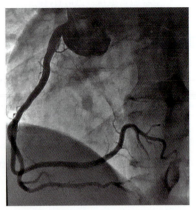

左冠動脈前下行枝の近位部に血栓による透亮像（点線丸）あり

経過

　冠動脈造影で左冠動脈左前下行枝の近位部に高度狭窄病変を認め，同部位を責任病変と診断した．そのままバルーン拡張に成功し（来院後 45 分），薬剤溶出性ステントによる冠動脈形成術（PCI: percutaneous coronary intervention）を施行した．術直後から胸痛は消失し心電図の前胸部誘導のST 上昇も改善した．術後に心筋逸脱酵素のさらなる上昇を認めたが，同日ピークアウトしてその後は経過良好であり 5 日後に退院となった．1 年後の心エコー図検査では壁運動異常は改善していた．

再灌流時間

　STEMIでは，血栓溶解療法，PCIを問わず，いかに早期に良好な再灌流がえられるかによって予後が決まる．そのため，血栓溶解療法においてはdoor-to-needle timeを30分以内に，冠動脈形成術ではdoor-to-balloon timeを90分以内に行う．

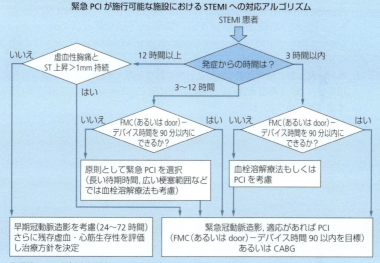

緊急PCIが施行可能な施設におけるSTEMIへの対応アルゴリズム

心原性ショック（または進行した左心不全）の場合，発症36時間以内かつショック発現18時間以内はPCI・外科手術を検討する．
FMC: first medical contact

[日本循環器学会．循環器病の診断と治療に関するガイドライン（2012年度合同研究班報告）：ST上昇型急性心筋梗塞の診療に関するガイドライン（2013年改訂版）．http://www.j-circ.or.jp/guideline/pdf/JCS2013_kimura_h.pdf（2018年4月閲覧）][2)]

確定診断

左冠動脈前下行枝近位部病変による急性心筋梗塞

POC 心エコーにより心電図異常に一致した局所壁運動異常を認めれば ACS に特異度の高い所見と考える．ACS の合併症診断も忘れてはいけない．

●文献●
1) Roffi M, et al. 2015 ESC Guidelines for the management of acute coronary syndromes in patients presenting without persistent ST-segment elevation: Task Force for the Management of Acute Coronary Syndromes in Patients Presenting without Persistent ST-Segment Elevation of the European Society of Cardiology (ESC). Eur Heart J. 2016; 37: 267-315.
2) 木村一雄, 他. 循環器病の診断と治療に関するガイドライン（2012 年度合同研究班報告）: ST 上昇型急性心筋梗塞の診療に関するガイドライン（2013 改訂版）. 日本循環器学会; 2013.

2 腰背部痛を伴う胸痛

症 例

····▶ **73 歳男性**

【主訴】胸痛

【病歴】高血圧で近医通院中．自宅で排便時に腰背部痛を伴う強い胸痛を突然自覚し，その後も症状が持続するため当院へ救急搬送となった．

【既往】高血圧に対して降圧薬を内服中

【喫煙】3 年前まで 20 本×40 年間，現在禁煙中

【飲酒】機会飲酒

接触

腰背部痛をともなう前胸部痛が 9/10 で持続している．明らかな外傷を認めない．

身長: 170 cm, 体重: 65 kg, BSA: 1.75 m², 体温: 36.8℃, GCS: **E3V5M6**

血圧: **184/80 mmHg** 左右差なし, 脈拍数: **110 回/分**, SpO_2: 99% (室内気), 呼吸数: 18 回/分

頸部: 頸静脈怒張なし

胸部: 呼吸音清明，心雑音なし

四肢: 下腿浮腫なし，四肢冷感なし

POCT

▶**血液検査・血液ガス**··

血液検査: WBC 5100/μL, RBC 455 万/μL, Hb 14.6 g/dL, **Plt 9.2 万/μL**, Alb 3.8 g/dL, **BUN 23.6 mg/dL**, **Cre 1.31 mg/dL**, AST 24 U/L, ALT 22 U/L, T-Bil 0.90 mg/dL, LDH 305 U/L, CK 212 U/

187

L，**CK-MB 23.3 U/L**，Na 143 mEq/L，K 3.8 mEq/L，Cl 103 mEq/L，CRP 0.06 mg/dL，NT-proBNP 105 pg/mL，トロポニン I 0.026 ng/mL，**D-ダイマー 5.23 ug/mL**

血液ガス（動脈血）：pH 7.374，PCO_2 56.7 mmHg，PO_2 101.8 mmHg，HCO_3 32.3 mmol/L，BE 5.4 mmol/L，Lac 6.5 mg/dL

心電図

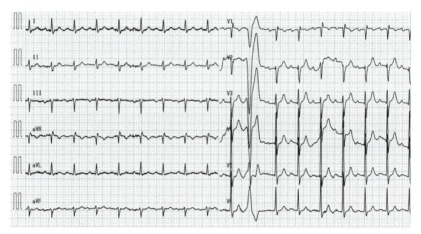

HR 118 bpm，洞性頻脈あり，心室性期外収縮あり，明らかな ST-T 変化なし

胸部レントゲン

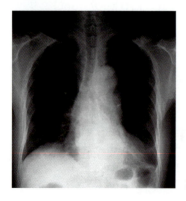

左胸水あり

胸痛フローチャート

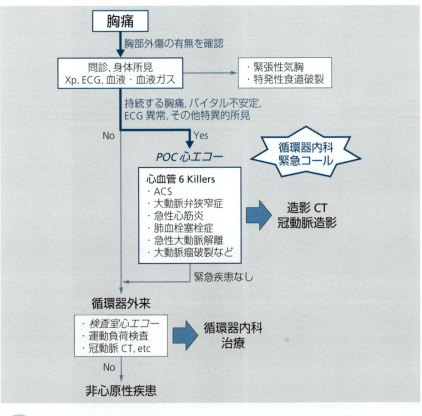

POC 心エコー（FOCUS）

拡張末期

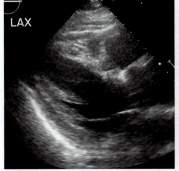

収縮末期

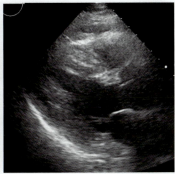

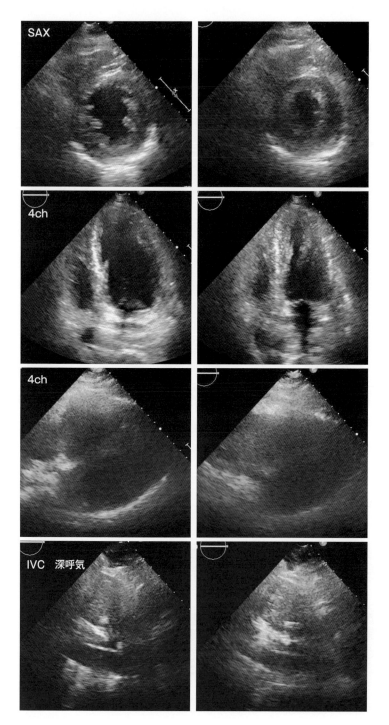

- ☑ 左室：拡大なし，収縮能正常
- ☑ 右室：拡大や虚脱なし
- ☑ 心囊水：なし
- ☑ IVC：拡大あり，呼吸性変動低下

FOCUS フローチャート

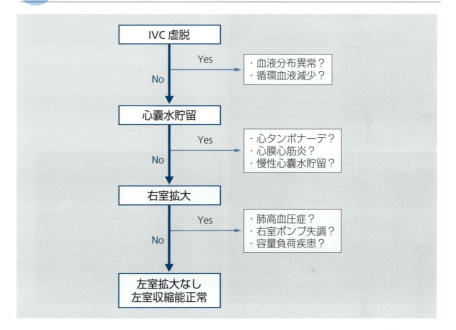

実況中継 ①

Yoshi：当症例は胸痛が持続している 73 歳男性です．心電図では明らかな ST 上昇を認めませんが，洞性頻脈を認めており緊急性の高い疾患を疑います．胸部レントゲンでは明らかな緊張性気胸や食道破裂を疑う所見はありません．

　FOCUS では IVC の虚脱はなく，心囊水や右室拡大も認めず，左室の拡大や収縮能の低下はありません．肺血栓塞栓症は強く疑わず，症状や身体所見もあわせて急性心筋炎や大動脈弁狭窄症は否定的です．ACS は完全には否定できませんが，心電図からは積極的に疑っていません．胸痛が持続しており急性大動脈解離を否定できておらず，造影 CT を施行しようと思います．

Nahoko：D-ダイマーの上昇からも急性大動脈解離の可能性が十分ありますね．造影 CT の準備ができるまで，POC 心エコーで評価を続けます．

POC 心エコー（TTE_L）

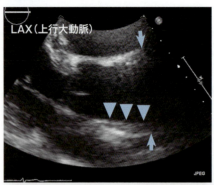

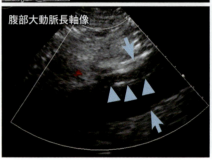
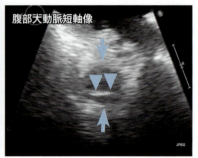

- ☑ 左室：左室駆出率 60％，局所壁運動異常なし，肥大なし
- ☑ 弁膜症：大動脈弁逆流を含め明らかな弁膜症なし
- ☑ 心房：両心房に拡大なし
- ☑ 右室：拡大なし，右室圧の上昇なし
- ☑ 心囊，心膜：心囊水なし
- ☑ その他：明らかな異常血流なし，上行大動脈は 42 mm と拡大（矢印）しフラップ疑い（矢頭），腹部大動脈にフラップあり

実況中継 ②

 左心機能は保たれており,明らかな弁膜症を認めません.右室拡大や右室圧の上昇もないため,大動脈弁狭窄症や肺血栓塞栓症を疑う所見はありません.ACS を完全に否定できませんが,持続する胸痛にもかかわらず心電図変化や局所壁運動異常がないことから可能性は高くないと思います.D ダイマーは高く,上行大動脈と腹部大動脈にフラップを否定できない所見があるため,造影 CT ですぐに急性大動脈解離の有無を確認したいです.

 Kentaro:造影 CT の準備ができたからすぐに施行しよう.

胸部造影 CT

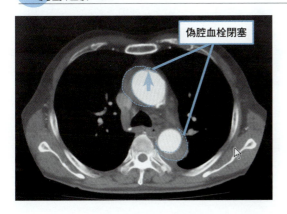

上行大動脈から下行大動脈に至る偽腔閉塞型の大動脈解離.上行大動脈の血栓閉塞した偽腔内に突出する ulcer like projection(ULP,青矢印)を認める.

実況中継 ③

 上行大動脈に血栓閉塞した大動脈解離を認めているけれども,ACS や心囊水貯留や大動脈弁逆流など重篤な合併症を生じていないね.一方,造影 CT では上行大動脈に ULP を認めており,偽腔開存に準じて治療方針を考えるべきだね.侵襲的治療の適応について心臓血管外科に相談しよう.

了解です，すぐに連絡します．

経過

　Stanford A 型急性大動脈解離に対して同日，緊急手術となった．上行大動脈置換術を施行して術後経過は良好であり，2 週間後に退院となった．

Stanford A 型大動脈解離に対する急性期治療

　上行大動脈に解離が及ぶ Stanford A 型はきわめて予後不良な疾患で，症状の発症から 1 時間あたり 1～2％の致死率があると報告されている．破裂，心タンポナーデ，循環不全，脳梗塞，腸管虚血などが主な死因である．一般に内科療法の予後はきわめて不良で，外科療法すなわち緊急手術の適応であるとされる．ULP には偽腔開存に準じて治療を検討する必要がある．

Stanford A 型大動脈解離に対する急性期治療における推奨

Class I
1. 偽腔開存型 A 型（I，II 型，逆行性 III 型）解離に対する大動脈外科治療（緊急手術） (Level C)
2. 解離に直接関係のある，重症合併症＊を持ち，手術によりそれが軽快するか，またはその進行が抑えられると考えられる大動脈解離に対する大動脈外科治療 (Level C)
　＊偽腔の破裂，再解離，心タンポナーデ，意識障害や麻痺を伴う脳循環障害，心不全を伴う大動脈弁閉鎖不全，心筋梗塞，腎不全，腸管循環不全，四肢血栓塞栓症など

Class IIa
1. 血圧コントロール，疼痛に対する薬物治療に抵抗性の大動脈解離，偽腔閉塞型 A 型解離に対する大動脈外科治療 (Level C)
2. 上行大動脈の偽腔が血栓化し，合併症や持続的疼痛を伴わない A 型解離に対し，一定の条件の下，内科治療を開始 (Level C)
3. 大動脈緊急手術適応のない急性大動脈解離に伴う腸管灌流障害に対する外科的あるいは血管内治療による血行再建術 (Level C)

Class IIb
1. 重篤な脳障害を有する症例に対する大動脈外科治療 (Level C)

Class III
1. 大動脈緊急手術適応がある場合の，臓器灌流障害に対する血行再建術 (Level C)

〔日本循環器学会．循環器病の診断と治療に関するガイドライン（2010 年度合同研究班報告）：大動脈瘤・大動脈解離診療ガイドライン（2011 年改訂版）
http://www.j-circ.or.jp/guideline/pdf/JCS2011_takamoto_h.pdf（2018 年 4 月閲覧）〕[1]

確定診断
上行大動脈から下行大動脈に及ぶ Stanford A 型急性大動脈解離（ULP 型）

急性大動脈解離を疑う場合，造影 CT での診断を優先する．POC 心エコーでは大動脈解離に伴う合併症を確実に診断する．

●文献●
1) 高本眞一, 他. 循環器病の診断と治療に関するガイドライン（2010 年度合同研究班報告）：大動脈瘤・大動脈解離診療ガイドライン（2011 年改訂版）. 日本循環器学会; 2011.

3 失神

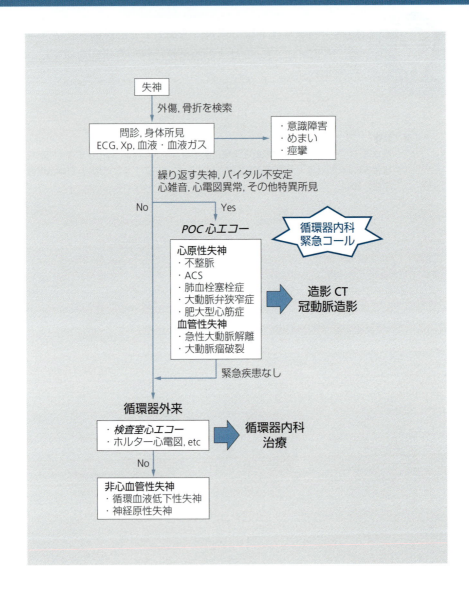

- What to do...

1. **接触**
   - 失神による外傷を確認.
   - 問診で失神歴・発症様式・既往などを確認. 意識障害やめまいや痙攣を除外.
   - 身体所見やモニターで徐脈や頻脈がないかを確認する.

2. **POCT**
   - 心電図を優先して, 高度徐脈や致死性不整脈がないかを確認.
   - 胸部レントゲン, 血液検査, 状況によって血液ガスを施行する.
   - POC 心エコー（FOCUS）でショックに準ずる病態がないかを確認する.

3. **循環器内科　緊急コール**
   - 心血管性失神を疑う場合は循環器内科への緊急コールを考慮する.

4. **確定診断への道**
   - POC 心エコー（TTE_L）を施行, 造影 CT や冠動脈造影の必要性を考慮.
   - 徐脈性不整脈の場合は一時的ペースメーカーが必要となることもある.
   - 心原性失神を否定できない場合, 循環器内科外来での精査を考慮する.

 POC 心エコー　チェックリスト

FOCUS

ショックに準ずる病態がないかを確認する.
- ☐ FOCUS フローチャート：ショック以外（45 頁を参照）

TTE_L

一時的な心停止あるいは極端に心拍出が低下するような心血管性失神の鑑別をすすめる.

● **心原性失神**
- ☐ 不整脈：ACS, 急性心筋炎, 心筋症, 肺血栓塞栓症など重篤な心血管疾患が原因にないかを確認
- ☐ ACS：心電図変化に一致する局所壁運動異常
- ☐ 肺血栓塞栓症：右室拡大, 心室中隔扁平化, McConnell 徴候, その他の右心負荷所見
- ☐ 大動脈弁狭窄症：大動脈弁の石灰化・開放制限, 最大通過血流速度 ≧ 3 m/s
- ☐ 肥大型心筋症：著明な心筋肥大, 左室流出路の閉塞所見など

●血管性失神
  □ 急性大動脈解離：上行大動脈の拡大やフラップがないか？ 急性 AR や心囊水も確認．
  □ 大動脈瘤破裂：IVC 虚脱など循環血液量減少の所見がないか？

失神の原因は大脳全虚血か脳幹の虚血で，心血管性失神は意外と多い．心血管性失神の評価に心電図と POC 心エコーがとくに有用で，不整脈にも背景に重篤な心血管疾患があるかもしれない．

1 高齢男性の繰り返す失神

症例

•••▶ **89歳男性**

【主訴】失神

【病歴】普段の生活は自立し，高血圧で近医通院していた．2か月前から労作時の胸部不快を自覚し，5日前に入浴中の眼前暗黒感を自覚した後に失神．来院当日にも自宅で胸部不快と失神をきたしたため救急搬送となった．

【既往】高血圧

【家族歴】なし

【喫煙】30本×65年間

【飲酒】日本酒2合毎日

接触

来院時の意識は清明で，胸部不快は消失して現在症状なし．明らかな外傷なし．

身長：162 cm，体重：51 kg，BSA 1.52 m^2，体温：36.3℃，GCS：E4V5M6

血圧：121/71 mmHg，**脈拍数：39/分**，SpO$_2$：97％（室内気），呼吸数：14回/分

神経：JCS 0，明らかな麻痺や痙攣なし

頸部：頸静脈怒張なし

胸部：呼吸音清明，心雑音なし

四肢：下腿浮腫なし，四肢冷感なし

199

POCT

▶血液検査・血液ガス

血液検査：未到着

血液ガス（静脈血）：pH 7.336, PCO_2 51.3 mmHg, PO_2 29.0 mmHg, HCO_3 26.8 mmol/L, BE 0.2 mmol/L, **Lac 36.4 mg/dL**

心電図

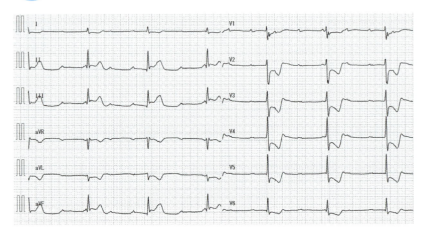

HR 35 bpm, 完全房室ブロック, Ⅱ/Ⅲ/aVF ST 上昇, I/aVL/V2-6 陰性 T 波

胸部レントゲン

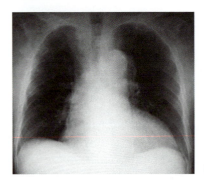

右第 1 弓, 第 2 弓, 左第 4 弓の突出

失神フローチャート

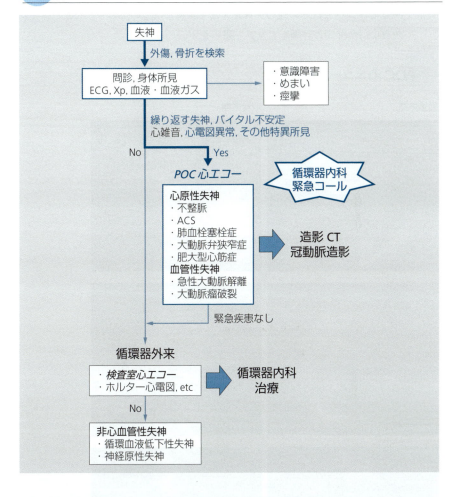

実況中継 ①

Yoshi：失神を繰り返す89歳男性です．来院時に意識清明で，眼前暗黒感を自覚しています．明らかな外傷はなく，神経症状もありません．心電図では完全房室ブロックを認めており，不整脈による心原性失神の可能性が強く疑われます．胸痛は訴えていませんが下壁誘導のST上昇を認めており，ACSを念頭に鑑別をすすめています．

Nahoko: 確かに不整脈の背後には ACS を考慮すべきで，一時的ペースメーカーも必要と考えられます．まずは冠動脈造影の準備をすすめます．POC 心エコーではその他の失神をきたす重篤な疾患の除外と，ACS の存在診断および合併症の評価をしたいと思います．

POC 心エコー（FOCUS）

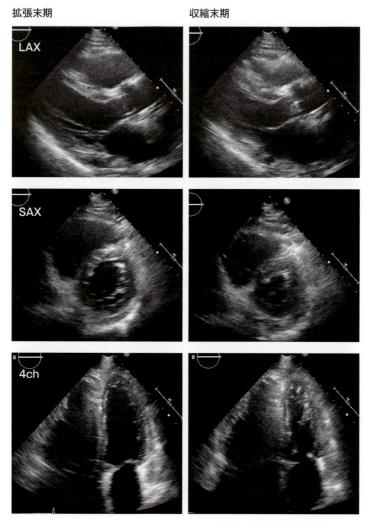

拡張末期　　収縮末期
LAX
SAX
4ch

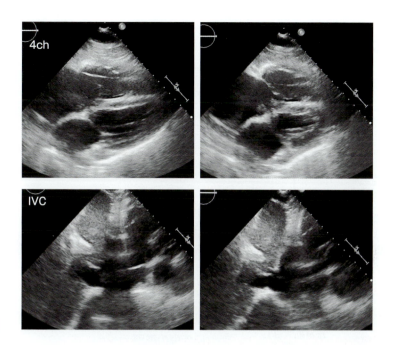

- ☑ 左室: 拡大なし,収縮能正常
- ☑ 右室: **著明に拡大**
- ☑ 心囊水: なし
- ☑ IVC: **IVC 拡大あり**,呼吸性変動あり

FOCUS フローチャート

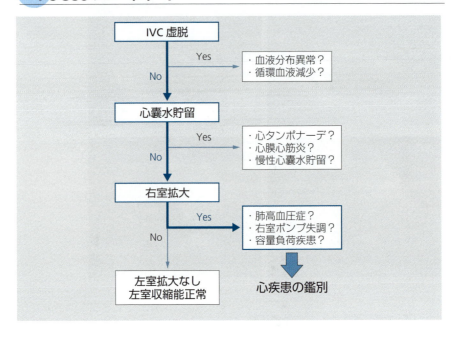

実況中継 ②

FOCUS では IVC の虚脱はなく，心嚢水を認めません．一方，右室は著明に拡大しています．心電図で右冠動脈の ACS による完全房室ブロックを疑っていることから，右室梗塞や心室中隔穿孔は鑑別すべきです．シャント疾患も否定はできません．肺血栓塞栓症も否定できませんが，酸素化の低下はなく強く疑いません．

Kentaro：カテーテル室の準備がまだできていないようなので，さらに POC 心エコーで鑑別を進めよう．

POC 心エコー（TTE_L）

拡張末期　　　　　収縮末期

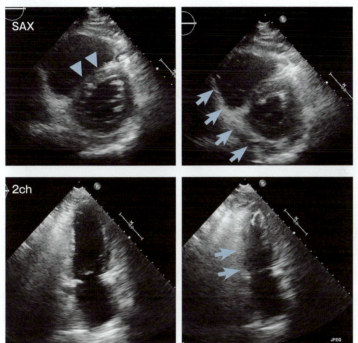

- ☑ 左室：左室駆出率 50%，**下壁基部と右室後壁に局所壁運動異常あり（矢印）**，肥大なし
- ☑ 弁膜症：軽度の三尖弁逆流
- ☑ **右室：右室圧は 55 mmHg で右心負荷あり，心室中隔の平坦化あり（矢頭）**
- ☑ 心囊，心膜：あきらかな心囊水はなし
- ☑ その他：カラードプラで明らかな異常血流なし，上行大動脈の拡大やフラップはなし

実況中継 ③

 右室および左室下壁に局所壁運動異常を認め，心電図の下壁誘導の ST 上昇と合致するのでやはり右冠動脈の ACS を強く疑います．右室後壁に壁運

動異常を認め右室の著明な拡大からは，右室梗塞の合併を考えます．心嚢水は認めず，異常血流もないことから機械的合併症やシャント疾患は否定的です．

右冠動脈の ACS で右室梗塞と完全房室ブロックを合併した可能性が高いね．カテーテル室の準備が整ったみたいだからすぐに搬送しよう．

▶冠動脈造影

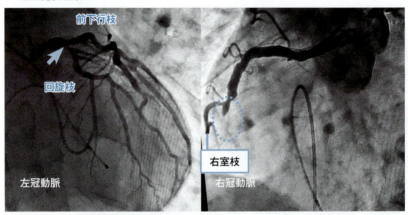

右冠動脈に完全閉塞（点線丸）を認める．右室枝の血流は遅延．回旋枝近位部（矢印）に75%狭窄あり．

▶血液検査

WBC 8800/μL，RBC 495 万/μL，Hb 12.3 g/dL，Plt 13.5 万/μL，Alb 3.2 g/dL，**BUN 89.9 mg/dL**，**Cre 1.75 mg/dL**，**AST 69 U/L**，**ALT 51 U/L**，**LDH 608 U/L**，**CK 297 U/L**，**CK-MB 26.6 U/L**，T-Cho 140 mg/dL，HDL-Cho 41 mg/dL，LDL-Cho 75 mg/dL，TG 66 mg/dL，HbA1c 6.4%，Na 140 mEq/L，K 4.2 mEq/L，Cl 105 mEq/L，**CRP 10.89 mg/dL**，**BNP 517.9 pg/mL**，**トロポニン I 34.084 ng/mL**

経過

カテーテル室で一時的ペースメーカーを挿入した後，冠動脈造影を施行した．右冠動脈に完全閉塞を認めたため，同部位を責任病変と判断して冠動脈形成術を施行した．術後 3 日後に完全房室ブロックは改善し，一時的ペースメーカーを抜去することができた．

確定診断

右冠動脈の ACS による完全房室ブロック

完全房室ブロックの原因と頻度

- ☑ 虚血性心疾患（冠攣縮性狭心症を含む）
- ☑ 心筋症
- ☑ 急性心筋炎
- ☑ 心サルコイドーシス
- ☑ 心アミロイドーシス
- ☑ 薬剤（Ⅰ群・Ⅲ群抗不整脈薬，ジギタリス製剤，Ca遮断薬，β遮断薬）
- ☑ 高カリウム血症
- ☑ 膠原病など
- ☑ 先天性
- ☑ 加齢による刺激伝導系の変性

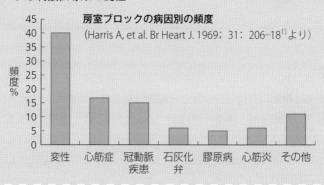

房室ブロックの病因別の頻度
(Harris A, et al. Br Heart J. 1969; 31: 206-18[1] より)

失神の原因が不整脈である場合，背景に重篤な心疾患が隠れている可能性ある．そのため，不整脈以外の異常所見にも注目することが重要となる．

●文献●
1) Harris A, et al. Aetiology of chronic heart block. A clinico-pathological correlation in 65 cases. Br Heart J. 1969; 31: 206-18.

2 軽労作で生じた失神

症例

▸▸▸ **53歳女性**

【主訴】失神

【病歴】元来健康だが，昨年から立ちくらみや労作時の胸部不快感を自覚していた．本日，外出先で軽く走り始めた直後に前駆症状なく突然意識を消失し顔面から転倒．救急隊が到着した際は会話可能に回復しており，来院時には意識は清明となっていた．

【既往】他院で高血圧治療中

【内服】β遮断薬

【家族歴】突然死や心疾患の家族歴はなし

【喫煙・飲酒】なし

接触

意識は清明，特に症状はなし．顔面に擦過傷，打撲あり．

身長：156 cm，体重：50 kg，BSA：1.47 m^2，体温：35.8℃，GCS：E4V5M6

血圧：140/73 mmHg，脈拍：71/分，SpO$_2$：96%（室内気），呼吸：16回/分

神経：JCS 0，明らかな麻痺や痙攣なし

頸部：頸静脈怒張なし

胸部：呼吸音清明，**第3肋間胸骨左縁に収縮期駆出性雑音 Levine Ⅲ/Ⅵ**

四肢：下腿浮腫なし，四肢冷感なし

POCT

▶血液検査

WBC 5800/μL, RBC 476万/μL, Hb 13.8 g/dL, Plt 35.1万/μL, Alb

4.2 g/dL, BUN 19.1 mg/dL, Cre 0.65 mg/dL, **AST 64 U/L**, **ALT 47 U/L**, **LDH 258 U/L**, CK 70 U/L, **CK-MB 20.6 U/L**, T-Cho 99 mg/dL, HDL-Cho 56 mg/dL, TG 62 mg/dL, HbA1c 6.0%, Na 140 mEq/L, K 3.9 mEq/L, Cl 106 mEq/L, CRP 0.03 mg/dL, **BNP 131.0 pg/mL**, トロポニンI 0.013 ng/mL

心電図

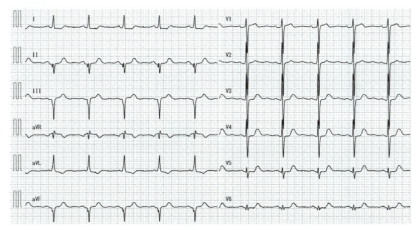

HR 67 bpm, 左軸偏位, II/III/aVF 異常Q波, V2-5 深いS波

胸部レントゲン

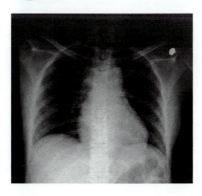

右第2弓突出

失神フローチャート

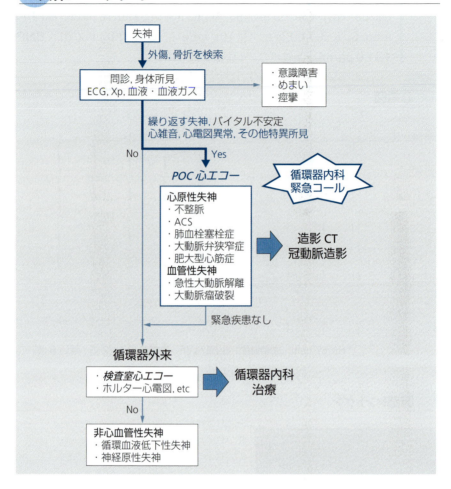

POC 心エコー（FOCUS）

拡張末期　　　　　　　収縮末期

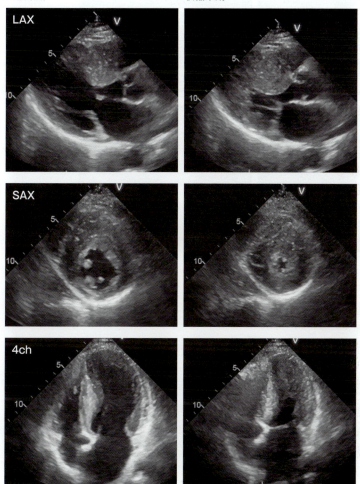

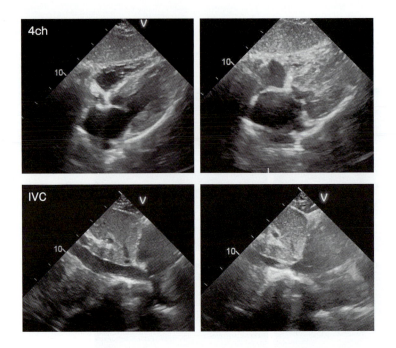

- ☑ 左室：拡大なし，収縮能正常
- ☑ 右室：拡大なし
- ☑ 心嚢水：なし
- ☑ IVC：**軽度の IVC 拡大あり**，呼吸性変動あり

実況中継 ①

 Yoshi：軽労作で失神を生じた53歳女性です．来院時には意識清明でしたが，前駆症状なく走り出した直後に失神しています．顔面に擦過傷と打撲を認めます．心原性失神を疑う所見がいくつかあります．駆出性雑音を認めており，心電図では明らかな不整脈やST-T変化は認めないものの肢誘導に異常Q波を認めます．FOCUSでは特記所見ありませんが，左室壁は厚い印象があります．心原性失神の可能性はいかがですか？

 Nahoko：ご指摘の通り駆出性雑音や心電図異常を認めており，心原性失神の原因となる疾患がないかを確認しておきます．

FOCUS フローチャート

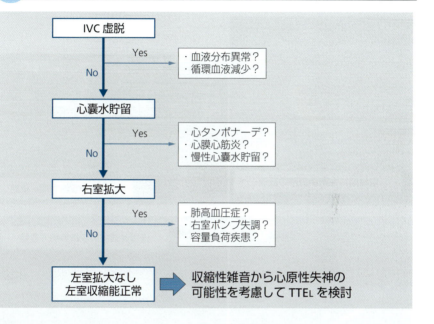

実況中継 ②

 FOCUS としては明らかな所見に乏しいですが，心室中隔壁の著明な肥厚を認めます．

 Kentaro: 指摘の通り心室中隔壁の肥大は明らかで，大動脈弁狭窄症や肥大型心筋症が考慮されるね．大動脈弁狭窄症はもちろん心原性失神をきたすが，肥大型心筋症も左室流出路狭窄や心室性不整脈から心原性失神の原因となりうる．もちろん左室流出路狭窄による駆出性雑音も生じる．もう少し詳細に評価してみよう．

POC 心エコー (TTE_L)

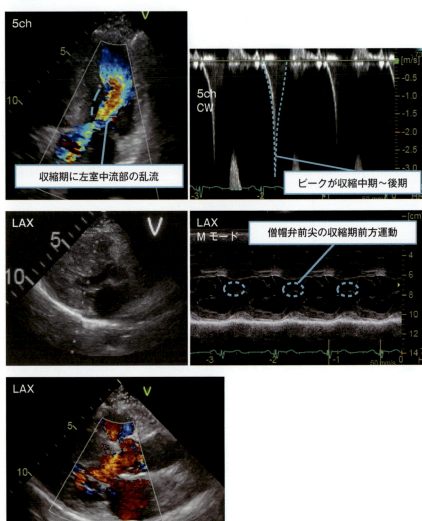

- ☑ 左室：左室駆出率 60％，心室中隔に著明な壁肥大（心室中隔壁厚 24 mm）あり
- ☑ 弁膜症：僧帽弁収縮期前方運動を認めるが MR はなし

- ☑ 右室：右室収縮能は保たれている，右心負荷なし
- ☑ 心囊，心膜：あきらかな心囊水，心膜肥厚はなし
- ☑ その他：左室中流部に乱流あり（波形のピークが収縮中期〜後期で左室内圧較差 52 mmHg），上行大動脈の拡大やフラップはなし

実況中継 ③

左室中流部の狭窄を認めており閉塞性肥大型心筋症を強く疑います．左室内圧較差の上昇に加えて僧帽弁収縮期前方運動を認めます．

非対称性の壁肥厚と左室内圧較差の上昇があれば閉塞性肥大型心筋症の診断が濃厚となる．肥大型心筋症に伴う心原性失神であれば，非常に突然死のリスクの高い患者さんだね．心原性失神の原因として冠動脈疾患は確実に除外しておこう．

肥大型心筋症の突然死リスク[1]

1) 肥大型心筋症に伴う突然死の家族歴
2) 原因不明の失神
3) 著明な左室肥大（＞30 mm）
4) ホルター心電図による非持続性心室頻拍
5) 運動中の血圧異常反応

経過

冠動脈 CT を施行して冠動脈に明らかな狭窄病変を認めなかった．その後，臨床電気生理検査を施行して心室性不整脈が容易に誘発されたため，心室性不整脈による心原性失神と診断して二次予防として植込み型除細動器（ICD）の植込み術を施行した（Class I）[1]．また，左室流出路狭窄に対して，内服のみで症状を改善させることは困難であったため，経皮的中隔心筋焼灼術を施行して圧較差は減少して症状は消失した．

1 年後に再び意識消失発作を生じ，心室性不整脈に対しての ICD 作動が確認された．前日の内服忘れが原因と考えられ，十分な内服指導の後は問題なく経過している．

確定診断

閉塞性肥大型心筋症

経皮的中隔心筋焼灼術[1]

　閉塞性肥大型心筋症により左室流出路狭窄をきたす症例では，原因となる肥厚した中隔心筋を灌流する冠動脈に高濃度エタノールを緩徐に注入して局所的に壊死させ，左室流出路狭窄を解除する治療法（経皮的中隔心筋焼灼術）が選択される．

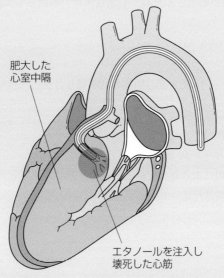

肥大した心室中隔

エタノールを注入し壊死した心筋

適応
- 薬物治療に抵抗性の心不全（NYHA Ⅱ～Ⅳ），狭心症状または失神
- 安静時または薬物負荷時の左室内圧較差が 30 mmHg 以上
- 中隔壁肥厚が 15 mm 以上
- 左室駆出率が 40％以上

失神を疑う症例が収縮期雑音を伴っている場合，大動脈弁狭窄症と閉塞性肥大型心筋症の鑑別を忘れずに．

●文献●
1) 土居義典, 他. 循環器病の診断と治療に関するガイドライン（2011年度合同研究班報告）：肥大型心筋症の診療に関するガイドライン（2012年改訂版）. 日本循環器学会; 2012.

3 実践で学ぶ POC 心エコー

4 呼吸困難

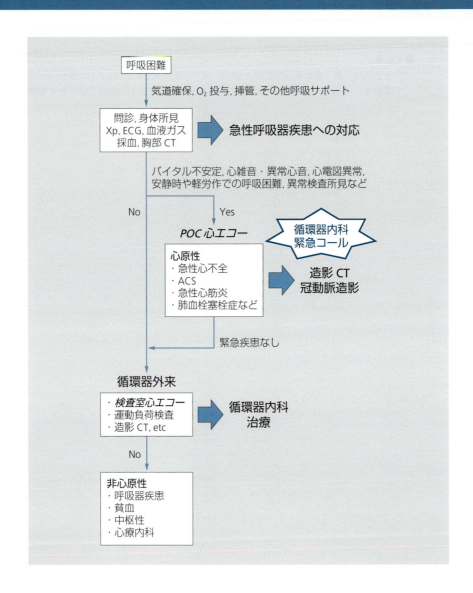

What to do...

1. **接触**
   - 酸素化の低下があれば，気道確保と酸素投与を開始し，挿管やその他呼吸サポートを検討．
   - その他バイタルサインもチェック．
   - 問診で呼吸困難の発症様式・誘因・基礎疾患など確認．
   - 胸部聴診で呼吸音・ラ音・喘鳴，心雑音などを確認．

2. **POCT**
   - 早急に胸部レントゲン，血液ガス，心電図を施行．
   - 胸部 CT は急性呼吸器疾患の鑑別に有用で，酸素化が安定した後に検討する．
   - POC 心エコー（FOCUS）でショックに準ずる病態がないかを評価する．
   - 血液検査は時間がかかるが，貧血やその他内科疾患の鑑別に有用となる．

3. **循環器内科　緊急コール**
   - 心血管疾患を疑う場合は循環器内科への緊急コールを考慮する．

4. **鑑別診断への道**
   - POC 心エコー（TTE$_L$）や必要があれば造影 CT や冠動脈造影で原因疾患の鑑別を進める．
   - 緊急性が高くない場合，呼吸器内科や循環器内科などの専門外来で鑑別をすすめる．

POC 心エコー　チェックリスト

FOCUS

ショックに準ずる病態がないかを確認する．
- ☐ FOCUS フローチャート：ショック以外（45 頁を参照）

TTE$_L$

呼吸困難をきたす心血管疾患として急性心不全（慢性心疾患の急性増悪を含む），ACS，肺血栓塞栓症の鑑別が重要となる．
- ☐ 急性心不全：循環不全やうっ血の客観的評価，原因疾患
- ☐ ACS：心電図変化と一致する局所壁運動異常を確認
- ☐ 肺血栓塞栓症：右室拡大や心室中隔の扁平化や右室圧上昇などの右心負荷所見を評価

急性呼吸器疾患を除外した場合，心血管疾患の鑑別も重要となる．血行動態や原因の評価にPOC心エコーは役立つね．

1 若年男性の呼吸困難

症 例

38 歳男性

【主訴】呼吸困難

【病歴】元来健康で，前年の健康診断でも異常は指摘されなかった．
1 か月前に発熱と咳嗽あり，気管支炎の診断で抗生剤を開始され
た．発熱は改善したものの，咳嗽は持続し最近では夜間や労作時
の呼吸困難が出現したため精査目的に外来へ紹介となった．

【既往】特になし

【内服】なし

【家族歴】突然死や心疾患の家族歴はなし

【喫煙】なし

【飲酒】機会飲酒

接触

意識清明で安静時の呼吸困難はなし．表情には疲労感あり．

身長: 177 cm，体重: 94 kg，BSA: 2.12 m^2，体温: 36.2℃，GCS:
E4V5M6

血圧: **91/52 (65) mmHg**，脈拍数: **102/分**，SpO$_2$: 94%（室内気），
呼吸数: 18 回/分

神経: 明らかな麻痺や痙攣なし

頸部: **頸静脈怒張あり**

胸部: 呼吸音清明，**心音は奔馬調律**

四肢: 下腿浮腫なし，**四肢冷感あり**

JCOPY 498-03796

221

POCT

▶血液検査・血液ガス

血液検査：**WBC 8100/μL**，RBC 505 万/μL，Hb 15.5 g/dL，Plt 27.4 万/μL，Alb 3.6 g/dL，BUN 19.5 mg/dL，**Cre 1.18 mg/dL**，**AST 86 U/L**，**ALT 211 U/L**，**LDH 265 U/L**，CK 248 U/L，CK-MB 6.5 U/L，**γ-GTP 158 U/L**，**T-Bil 1.23 mg/dL**，Na 135 mEq/L，K 4.6 mEq/L，Cl 103 mEq/L，**CRP 1.01 mg/dL**，**BNP 678.0 pg/mL**，トロポニン I 0.079 ng/mL

血液ガス（静脈血）：pH 7.417，PCO_2 37.8 mmHg，PO_2 42.7 mmHg，HCO_3 23.8 mmol/L，BE －0.4 mmol/L，**Lactate 26.9 mg/dL**

心電図

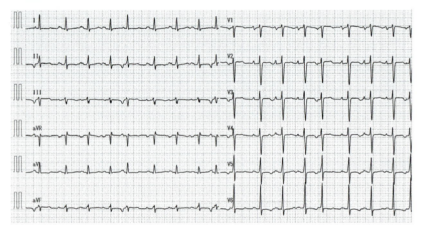

HR 105 bpm，洞性頻脈，上室性期外収縮，V1 二相性 P 波

胸部レントゲン

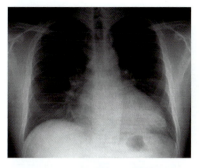

左第4弓突出

呼吸困難フローチャート

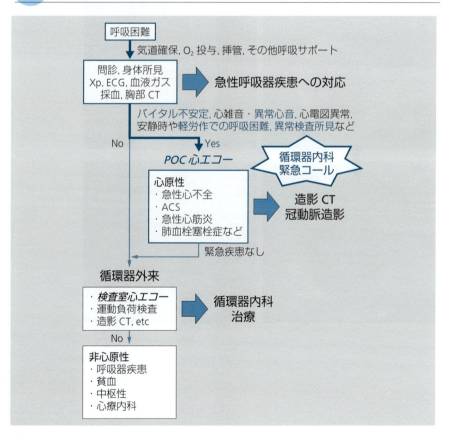

POC心エコー（FOCUS）

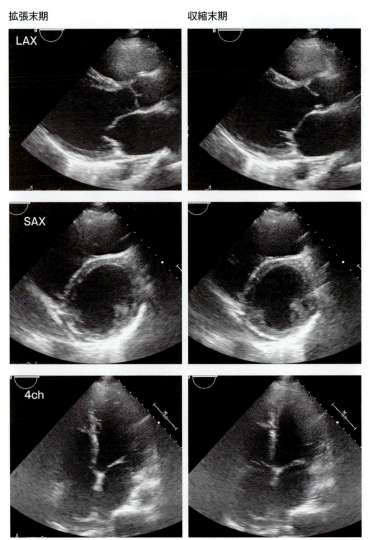

拡張末期　　　　　収縮末期

LAX

SAX

4ch

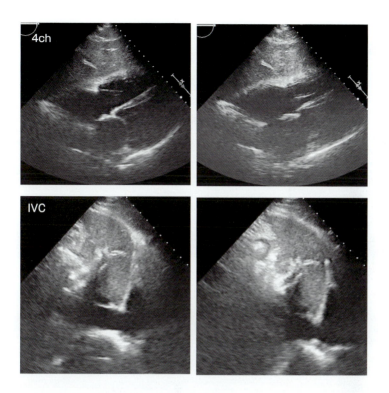

- ☑ 左室: 拡大あり，収縮能高度低下
- ☑ 右室: 著明な拡大はなし
- ☑ 心嚢水: なし
- ☑ IVC: IVC 拡大あり，呼吸性変動低下

FOCUS フローチャート

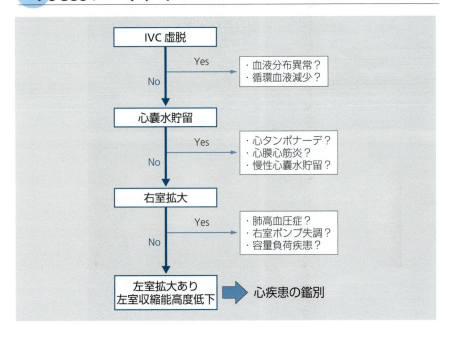

実況中継 ①

Yoshi：若年者の夜間および労作時の呼吸困難ですが，身体所見や胸部レントゲンから急性呼吸器疾患は否定的です．血圧が低く頻脈であることからショックに準ずる状態と考えます．FOCUS からは血液分布異常や循環血液減少の病態は否定的です．IVC は拡大していますが，その他で明らかな肺塞栓や心タンポナーデを疑う所見は乏しく，左室収縮能が高度低下していることから心原性ショックの病態が考えられます．経過や心筋逸脱酵素が上昇していないことから ACS や急性心筋炎の可能性は低いです．

奔馬調律や BNP 高値や胸部レントゲンからうっ血をともなう急性心不全の可能性が高いですが，低血圧や四肢冷感があることから循環不全も考慮します．さらなる評価や治療を宜しくお願い致します．

Kentaro：ご指摘のように，総合的に判断して急性心不全（急性心原性肺水腫）の診断でよいと思います．急性心不全の病態評価として循環不全とうっ血を客観的に評価してみます．また，急性心不全の原因疾患の鑑別もすすめます．

POC 心エコー（TTE_L）

急性心不全の診断として循環不全とうっ血に関して評価．併せて原因疾患も考察する．

☑ 循環不全

・左室収縮能

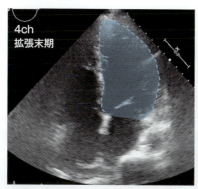
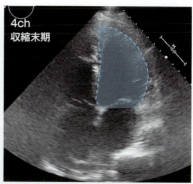

左室駆出率：15％，局所壁運動異常はなく全周性に壁運動低下

・心拍出量

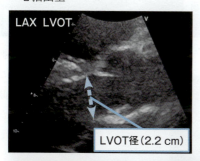

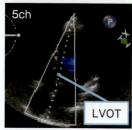
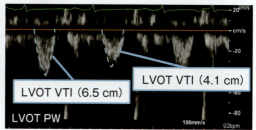

227

一回拍出量（mL）：LVOT 断面積×LVOT VTI＝[(2.2×2.2)×3.14/4]×5.3＝20.1（交互脈のため VTI は 6.5 cm と 4.1 cm の平均）

心拍出量(L)：[一回拍出量(mL)×脈拍数]/1000＝(20.1×92)/1000＝1.85

心係数（L/m^2）：心拍出量/体表面積＝1.85/2.12＝0.87

・全身血管抵抗
全身血管抵抗（dynes・sec・cm^5）：（平均血圧－中心静脈圧）×80/心拍出量＝(68－15)×80/1.85＝2291（正常値 800-1200）

☑ うっ血
・収縮期肺動脈圧

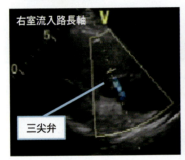
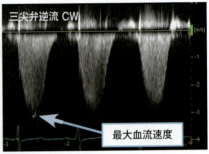

右室－右房圧較差（mmHg）：(最大血流速度)^2×4＝(3.1)^2×4＝38

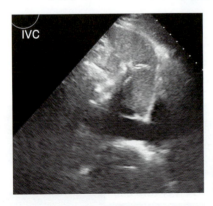

中心静脈圧（mmHg）：15
収縮期肺動脈圧（mmHg）：右室－右房圧較差＋中心静脈圧＝38＋15＝53

・左室拡張能

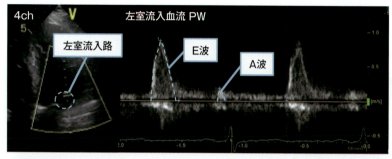

左室流入波形 E/A 4.77

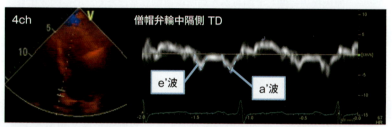

僧帽弁輪中隔側 組織ドプラ e': 3.8 cm, E/e': 22.6

　以上より，心拍出量および心係数は著明に低下しており，血圧を維持するために末梢血管を収縮させて全身血管抵抗を上げていることがわかる．

　肺動脈収縮期圧は 53 mmHg と上昇し，E/A および E/e' からも左房圧（肺動脈楔入圧）の上昇が示唆される．よって以下の図のように Forrester 分類 IV 群にあてはまる．

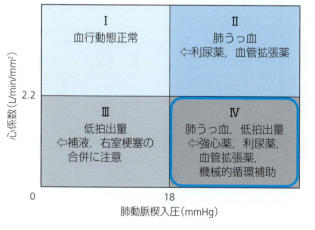

☑ 原因疾患

左室拡大および全周性の左室壁運動低下を認めるが，その他明らかな弁膜症や局所壁運動異常を認めない．冠動脈の確認が必要だが，何らかの心筋症が想定される．

実況中継 ②

著明な左室収縮能の低下に加えて，推定した心拍出量からはやはり循環不全と考えます．また，左房圧の上昇が推測されるため，肺うっ血に矛盾はないと思います．

原因疾患に関して明らかな局所壁運動異常はなく，心電図変化も乏しいことからACSの可能性は低いですが，虚血性心疾患の評価は必要です．明らかな弁膜症もなく，何らかの心筋症によるものと考えます．

心不全の治療として，利尿薬や血管拡張薬を慎重に使用する必要があるが，Forrester分類IV群にあてはまるため血圧低下や低拍出量症候群をきたす可能性が高い．その場合，強心薬や機械的循環補助装置まで考慮すべきかもしれないね．原因疾患の鑑別として，冠動脈造影やMRIやシンチグラフィーなどその他の画像評価も検討しよう．また，冠動脈造影を施行する際には心筋生検も一緒に施行しよう．

低拍出量症候群（LOS: low output syndrome）

低心拍出症候群は，心臓からの血液供給低下により全身臓器に低酸素，低栄養状態をきたす病態をさす．安静時の血液供給は保たれているが，労作などで増加する需要にみあう血液供給ができないために，臓器機能低下に基づく一連の症状を呈する．低拍出状態が持続するとショックを経て多臓器不全に陥る．

- 症状：全身倦怠感，めまい，頭痛，四肢冷感，チアノーゼ，消化器症状（腸管などへの血流量低下により嘔気，嘔吐，腹部膨満感など），腎機能低下，肝機能障害，筋萎縮
- 原因：低拍出をきたす疾患はすべて原因となりうる．
  - ☑ 弁膜症
  - ☑ 心筋梗塞後
  - ☑ 心筋症
  - ☑ 急性心筋炎

- ☑ 心タンポナーデ
- ☑ 開心術後

経過

　慎重に利尿薬と血管拡張薬を投与開始し，血圧低下や低拍出量症候群をきたすことなく心不全の治療がすすんだ．心不全改善後に冠動脈造影を施行して明らかな冠動脈病変を認めず，心筋生検では拡張型心筋症として矛盾がない所見であった．入院後の精査で特定心筋疾患は否定的であり，特発性拡張型心筋症の診断となった．

特発性拡張型心筋症の診断基準[1]

1．主要項目

　拡張型心筋症は特発性心筋症の中で，心筋収縮不全と左室内腔の拡張を特徴とする疾患群であり，多くの場合進行性である．

- （1）自覚症状：呼吸困難，動悸，易疲労感，胸部圧迫感
- （2）他覚所見：浮腫，不整脈
- （3）聴診：Ⅲ音，Ⅳ音，奔馬調律，収縮期雑音（僧帽弁閉鎖不全による雑音）
- （4）胸部X線：心陰影の拡大
- （5）心電図：ST-T異常，心室性不整脈，QRS幅の延長，左房負荷，左室側高電位，肢誘導低電位，異常Q波，左軸偏位，心房細動
- （6）心エコー図・左室造影：左室径・腔拡大と駆出率低下（びまん性の収縮不全），僧帽弁B-B'step，経僧帽弁血流波形の偽正常化
- （7）冠動脈造影：びまん性の収縮不全の原因となる冠動脈病変を認めない．
- （8）心筋シンチ：欠損像の出現や心筋灌流低下を高頻度に認める．
- （9）MRI：左室径・腔拡大と駆出率低下（びまん性の収縮不全）を認める．
- （10）運動耐容能：最大酸素摂取量および嫌気性代謝閾値（AT）の低下を認める．
- （11）心内膜下心筋生検：特異的な組織所見はないが，種々の変性像や高度の

線維化を認める.
（12）家族歴：家族歴が認められることがある.
2．除外診断
　以下は特定心筋疾患 specific heart muscle disease（二次性心筋疾患 secondary myocardial disease）として除外する.
　①アルコール性心疾患，産褥心，原発性心内膜線維弾性症
　②心筋炎（原因の明らかなもの，不明のものを含む）
　③神経・筋疾患に伴う心筋疾患
　④結合組織病に伴う心筋疾患
　⑤栄養性心疾患（脚気心など）
　⑥代謝性疾患に伴う心筋疾患〔ファブリー（Fabry）病，ヘモクロマトーシス，ポンペ（Pompe）病，ハーラー（Hurler）症候群，ハンター（Hunter）症候群など〕
　⑦その他（アミロイドーシス，サルコイドーシスなど）

確定診断
　　特発性拡張型心筋症

呼吸困難の原因として心原性が疑われる場合，急性心不全の鑑別が重要となる．急性心不全に対しては循環不全とうっ血の客観的な評価に POC 心エコーが有用．

●文献●
1）筒井裕之, 他. 特発性拡張型心筋症. 特定疾患治療研究事業の診断基準. 難病情報センター.

2 微熱を伴う突然の呼吸困難

症 例

▶▶▶▶ **46 歳女性**

【主訴】呼吸困難

【病歴】1 か月前から倦怠感を自覚していた．1 週間前から微熱と労作時息切れを感じていた．来院前日夜，就寝中に突然の呼吸困難を自覚しその後も軽労作での息切れが続くため翌日当院の内科外来を受診した．

【既往】子宮頸癌で子宮部分切除

【内服】なし

【家族歴】特記所見なし

【喫煙・飲酒】特になし

接触

意識は清明だが，呼吸は速く表情に疲労感あり．

身長：155 cm，体重：55 kg，BSA：1.53 cm^2，**体温：37.4℃**，GCS：E4V5M6

血圧：115/72 mmHg，**脈拍：108/分**，SpO_2：97％（室内気），**呼吸：22 回/分**

神経：明らかな麻痺や痙攣なし

頸部：頸静脈怒張なし

胸部：**両側肺底部で呼吸音減弱，心尖部にLevine Ⅳ/Ⅵの往復性雑音あり**

四肢：**下腿浮腫あり**，四肢冷感なし，斑あり

233

POCT

▶血液検査・血液ガス

血液検査: WBC 13700/μL, RBC 345万/μL, Hb 9.3 g/dL, Plt 23.3万/μL, **Alb 2.7 g/dL**, **BUN 5.4 mg/dL**, Cre 0.61 mg/dL, AST 32 U/L, ALT 28 U/L, CK 68 U/L, CK-MB 3.1 U/L, T-Cho 120 mg/dL, TG 57 mg/dL, HbA1c 5.9%, **Na 135 mEq/L**, K 4.0 mEq/L, Cl 102 mEq/L, **CRP 6.79 mg/dL**, **NT-proBNP 4713 pg/mL**, トロポニンI 0.680 ng/mL

血液ガス: 血液ガス(動脈血): **pH 7.473**, **PCO$_2$ 27.8 mmHg**, PO$_2$ 84.0 mmHg, **HCO$_3$ 21.1 mmol/L**, **BE −2.7 mmol/L**, **Lac 28.2 mg/dL**

心電図

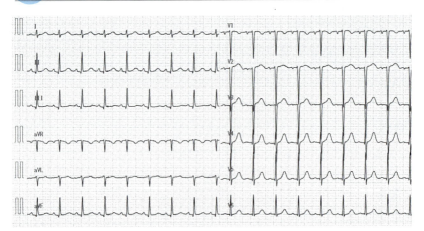

HR 102 bpm, 洞調律, V1 左房負荷, poor R progression

胸部レントゲン

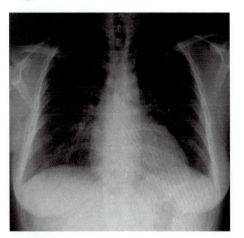

うっ血軽度

胸部 CT

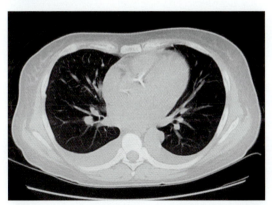

両側胸水あり，肺血管拡大あり，その他明らかな肺疾患なし

呼吸困難フローチャート

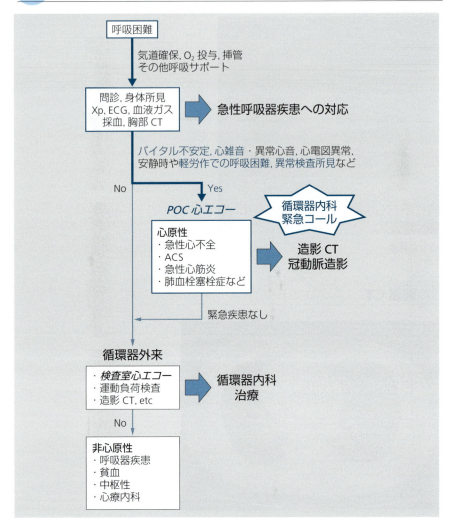

POC 心エコー（FOCUS）

拡張末期　　　　　収縮末期

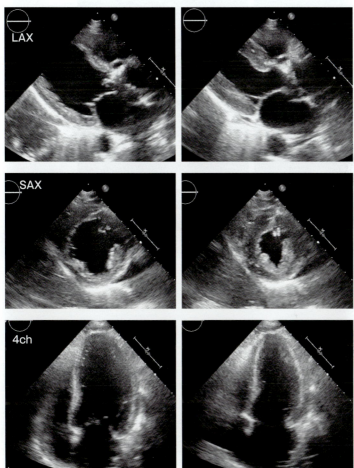

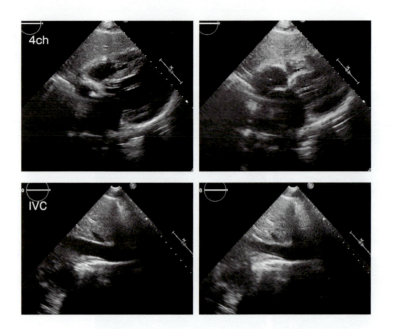

- ☑ 左室: 拡大なし，**収縮能亢進**
- ☑ 右室: 拡大なし
- ☑ 心嚢水: なし
- ☑ IVC: **IVC 拡大**，呼吸性変動あり

FOCUS フローチャート

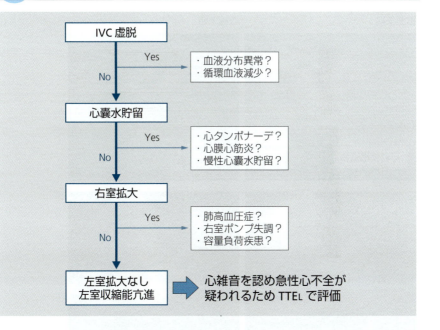

実況中継 ①

Yoshi: 当症例は 46 歳女性で，1 週間前から自覚している労作時の呼吸困難は増悪しています．来院時に酸素化低下は認めないものの，頻脈かつ呼吸数が速いことから状態は不安定と考えます．POCT から急性呼吸器疾患の可能性が低く，胸部レントゲンや NT-proBNP 上昇は急性心不全が示唆されます．FOCUS では IVC の虚脱を認めず，閉塞性疾患も否定的です．左室は拡大しておらず左室収縮能は亢進しています．心雑音を伴い急性心不全の可能性があるので評価をお願いします．

Nahoko: 症状や POCT を総合的に判断して急性心不全の可能性が高いです．急性心不全の血行動態の評価と原因精査をすすめます．頻脈で心雑音を認めており，左室拡大や収縮能低下がないことから急性弁膜症を含めて評価したいです．

POC 心エコー（TTE$_L$）

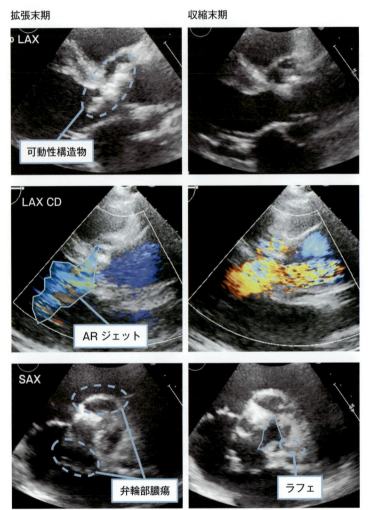

拡張末期 / 収縮末期

LAX — 可動性構造物

LAX CD — AR ジェット

SAX — 弁輪部膿瘍 / ラフェ

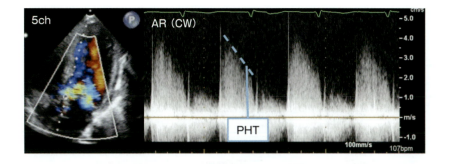

- ☑ 左室: 左室駆出率 70%，左室拡大なし
- ☑ 弁膜症: 大動脈弁の肥厚著明，大動脈弁二尖弁疑い，弁尖に可動性構造物あり，急性 AR 疑い（PHT 113 msec）
- ☑ 右室: 右室収縮能は保たれている
- ☑ 心嚢，心膜: 明らかな心嚢水，心膜肥厚はなし
- ☑ その他: 上行大動脈に拡大なし，明らかなフラップはなし
- ☑ 血行動能: 一回拍出量 64 mL，心拍出量 6.8 L/分，心係数 4.4 L/分/m²，肺動脈収縮期圧 37 mmHg

実況中継 ②

心拍出は亢進していますが高度大動脈弁逆流（AR）が疑われるため有効な拍出とは考えません．軽度の右心負荷を認めうっ血を疑います．著明な AR を認めますが，左室拡大がなく PHT が短縮していることから急性 AR と判断しました．持続する発熱と炎症反応の上昇を認め，弁には疣贅を疑う可動性構造物を認めることから感染性心内膜炎による急性 AR と考えます．

Kentaro: 大動脈弁には疣贅以外に弁輪部膿瘍を疑う部位もある．弁破壊が強く評価が難しいけれども，短軸像でラフェがあり大動脈弁はもともと二尖弁だった可能性が考えられる．さらに詳細な形態評価が必要となる場合は経食道心エコーが重要となるね．

　感染性心内膜炎の治療に関して，血液培養で原因菌を特定することと侵襲的治療の適応を評価することが大事だね．とくに考慮するポイントは，菌種・疣贅のサイズや可動性・塞栓症の有無・感染や心不全を保存的治療でコントロール可能かになる．この症例では急性 AR により急性心不全をコントロールすることが困難と考えられるため，早期に心臓血管外科に相談すべきだね．

IE に対する早期手術についての推奨とエビデンスレベル

状況	適応，推奨など*1	緊急度	推奨クラス	エビデンスレベル
心不全	急性高度弁機能不全または瘻孔形成による難治性肺水腫・心原性ショック	緊急	I	B
	高度弁機能不全，急速に進行する人工弁周囲逆流による心不全	準緊急	I	B
難治性感染症	弁輪部膿瘍，仮性動脈瘤形成，瘻孔形成，増大する疣腫や房室伝導障害の出現	準緊急	I	B
	適切な抗菌薬開始後も持続する感染（投与開始 2〜3 日後の血液培養が陽性，3〜5 日間以上下熱傾向を認めない）*2 があり，ほかに感染巣がない	準緊急	IIa	B
	真菌や高度耐性菌による感染	準緊急/待機的	I	C
	抗菌薬抵抗性のブドウ球菌，非 HACEK グラム陰性菌による人工弁 IE	準緊急/待機的	IIa	C
	人工弁 IE の再燃	準緊急/待機的	IIa	C
塞栓症予防	適切な抗菌薬開始後も 1 回以上の塞栓症が生じ，残存（>10 mm）または増大する疣腫	準緊急	I	B
	10 mm を超える可動性の疣腫および高度弁機能不全がある自己弁 IE*3	準緊急	IIa	B
	30 mm を超える非常に大きい孤発性の疣腫	準緊急	IIa	B
	10 mm を超える可動性の疣腫*4	準緊急	IIb	C
脳血管障害合併時の手術時期*5	脳梗塞合併時にも，適応があれば IE 手術を延期すべきではない 注）昏睡やヘルニア，脳出血合併例，大きな中枢性病変を除く	−	IIa	B
	新規の頭蓋内出血を認めた場合，4 週間は開心術を待機することを提案する 注）微小出血を除く	−	IIa	B

*1 とくに断りのない場合には自己弁 IE，人工弁 IE の両方についての記載である
*2 感染症状の評価は下熱の程度や白血球数，CRP の炎症マーカーだけにとらわれず，血液培養の陰性化を基本として総合的に判断する
*3 とくに手術リスクが低い場合には早い手術が望ましい
*4 とくに人工弁の場合，自己弁で僧帽弁前尖が関与する場合，ほかに相対的な手術適応がある場合
*5 「CQ3：中枢神経合併症が生じたときに IE 手術は早期に行うべきか？」参照
IE：感染性心内膜炎
(日本循環器学会．2016-2017 年度活動：感染性心内膜炎の予防と治療に関するガイドライン（2017 年改訂版）．
http://www.j-circ.or.jp/guideline/pdf/JCS2017_nakatani_h.pdf（2018 年 4 月閲覧））

経過

　頭部 MRI でごく小さな脳梗塞所見を認めた．当症例では弁輪部膿瘍と急性 AR により緊急手術の方針となった（Class I）．術中経食道心エコーおよび術中所見で大動脈弁以外に感染が及んでいないことを確認したうえで大動脈弁置換術が施行された．来院時の血液培養では黄色ブドウ球菌が認められたが術後に血液培養は陰性となった．術後の経過は良好であり，抗生剤を 6 週間投与して退院となった．

確定診断

　感染性心内膜炎にともなう急性 AR

急性弁膜症は FOCUS では診断できないため，注意を要する．状態が不安定な場合，ドプラ法も用いて慎重に評価する必要がある．

●文献●
1) 中谷　敏, 他. 2016-2017 年活動: 感染性心内膜炎の予防と治療に関するガイドライン（2017 年改訂版）. 日本循環器学会; 2018.

3 実践で学ぶPOC心エコー

5 動悸

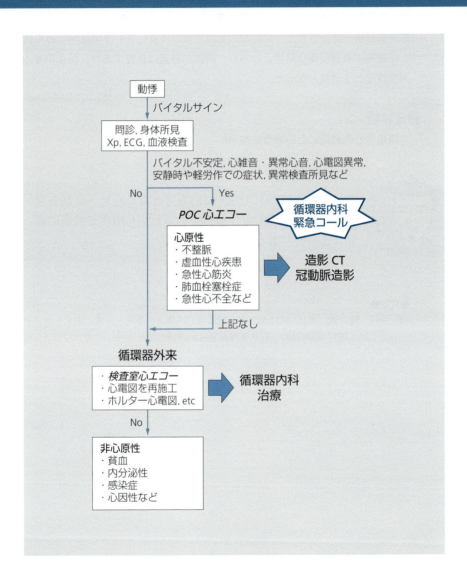

What to do...

1. 接触
- 動悸が持続している場合，モニターやバイタルサインを確認する．
- 問診で動悸の性状や発症様式や誘因を確認する．
- 心雑音など身体所見を確認する．

2. POCT
- 心電図で動悸をきたす緊急疾患がないかを確認．
- 胸部レントゲン，血液検査，POC心エコー（FOCUS）で心血管疾患を疑う所見がないか確認．

3. 循環器内科　緊急コール
- 心血管疾患を疑う場合，循環器内科への緊急コールを検討する．

4. 確定診断への道
- POC心エコー（TTE_L），造影CT，冠動脈造影を検討する．
- 明らかな緊急疾患がなければ循環器内科外来での精査を検討する．

POC心エコー　チェックリスト

FOCUS

動悸の背景にショックに準ずる病態がないかを確認する．
- ☐ FOCUSフローチャート：ショック以外（45頁を参照）

TTE_L

不整脈以外でも様々な心血管疾患で動悸をきたす可能性がある．
- ☐ 不整脈：背景にACS，急性心筋炎，心筋症など重篤な心血管疾患がないかを確認
- ☐ 虚血性心疾患：心電図異常に一致する局所壁運動異常の確認
- ☐ 急性心筋炎：左室収縮能異常，局所壁運動異常，心囊水をチェック
- ☐ 肺血栓塞栓症：右室拡大や心室中隔平坦化，右心負荷などをチェック
- ☐ 急性心不全：循環不全やうっ血を疑う所見，明らかな原因疾患の確認

動悸に対してまずは心電図の確認が重要．背景に心血管疾患がないかを確認するうえでPOC心エコーは有用となる．

1 動悸で紹介された中年女性

症例

▶▶▶ **66 歳女性**

【主訴】動悸

【病歴】数年前から動悸を自覚することがあったが，しばらく安静にすると改善していた．2 か月前から動悸を頻回に自覚するようになり，数日前からさらに増悪したため近医を受診．心房細動の診断となり，精査加療目的に当院へ紹介となった．

【既往】小児期に 1 週間程度の不明熱あり

【内服】特になし

【家族歴】突然死の家族歴はなし

【喫煙】なし

【飲酒】機会飲酒

接触

意識は清明．持続する動悸症状の訴えあり．

身長: 155 cm，体重: 51 kg，BSA: 1.48 m^2，体温: 36.4℃，GCS: E4V5M6

血圧: 95/56 mmHg，**脈拍: 127/分**，SpO$_2$: 95%（室内気），呼吸: 18 回/分

神経: 明らかな麻痺や痙攣なし

頸部: **頸静脈怒張あり**

胸部: 呼吸音清明，**心尖部に拡張早期雑音 Levine III/VI あり**

四肢: **下肢に軽度浮腫あり**，四肢冷感なし

POCT

▶血液検査

血液検査:WBC 4300/μL, RBC 402万/μL, Hb 12.5 g/dL, Plt 17.3万/μL, Alb 4.5 g/dL, BUN 16.6 mg/dL, Cre 0.70 mg/dL, AST 21 U/L, ALT 21 U/L, LDH 204 U/L, CK 73 U/L, CK-MB 7.2 U/L, γ-GT 42 U/L, HbA1c 6.0%, Na 137 mEq/L, K 4.2 mEq/L, Cl 101 mEq/L, CRP 0.03 mg/dL, **NT-proBNP 857 pg/mL**, TSH 1.770 uIU/mL, FT4 1.22 ng/dL, トロポニン I 0.010 ng/mL

心電図

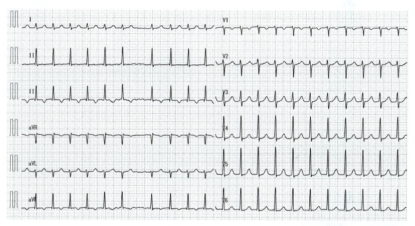

HR 128 bpm, 上室性頻脈

胸部レントゲン

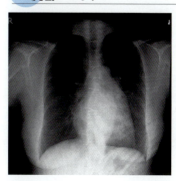

右第2弓と左第2弓・第3弓に拡大あり

動悸フローチャート

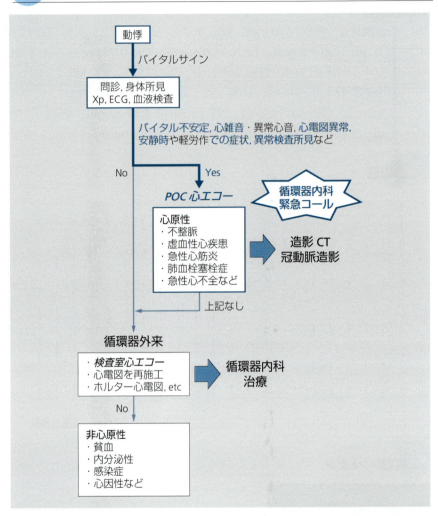

POC 心エコー (FOCUS)

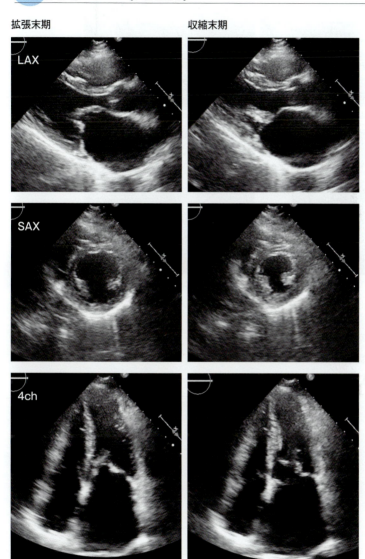

拡張末期　　収縮末期

LAX

SAX

4ch

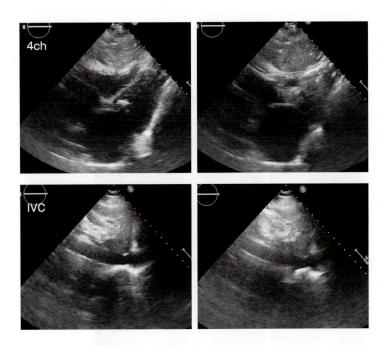

- ☑ 左室：拡大なし，収縮能は正常
- ☑ 右室：拡大なし
- ☑ 心嚢水：なし
- ☑ IVC：IVC 拡大なし，**呼吸性変動低下**

FOCUS フローチャート

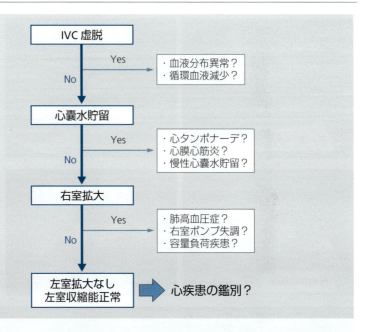

実況中継 ①

 Yoshi: 当症例は増悪する動悸症状で来院した中年女性です．来院時に頻脈で血圧はやや低めでした．血液検査では NT-proBNP の上昇を認め，心電図は上室性頻脈を認めます．モニターからは心房細動でよさそうです．胸部 X 線で右第 2 弓と左第 2・3 弓に拡大を認めます．FOCUS を確認すると，IVC の呼吸性変動以外は大きな問題はなさそうでした．

未治療の頻脈性心房細動であり抗凝固療法も含めて入院加療を考慮しています．心雑音も認めており，心房細動の背景に心疾患がないかを確認して頂けないでしょうか？

 Nahoko: 了解しました．心房細動が弁膜症性であった場合，抗凝固療法など治療方針が異なりますので評価をすすめます．

POC 心エコー（TTE_L）

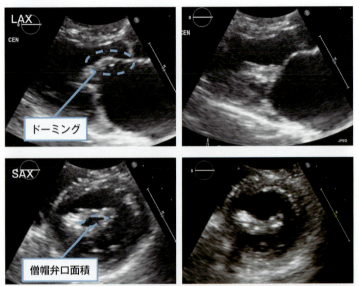

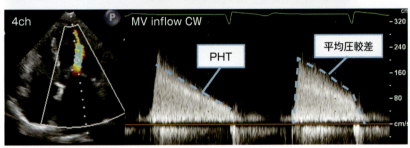

- ☑ 左室：左室駆出率 50%，左室拡大なし
- ☑ 弁膜症：僧帽弁狭窄症（僧帽弁平均圧較差 10 mmHg, PHT 233 msec, 僧帽弁口面積 PHT 法 0.94 cm^2, プラニメトリ法 0.81 cm^2）
- ☑ 右室：右室拡大なく，右心負荷なし
- ☑ 心房：左心房の拡大著明
- ☑ 心囊，心膜：あきらかな心囊水，心膜肥厚はなし
- ☑ その他：明らかなシャント血流を認めない

実況中継 ②

　左室拡大や収縮能異常を認めず，また，右心負荷など心不全を疑う所見を認めませんが，左房の著明な拡大を認めます．とくに僧帽弁前尖には拡張期にドーミングがあり，僧帽弁圧較差の上昇を認めます．これらはリウマチ性僧帽弁狭窄症に特異的な所見と考えます．

Kentaro：すると弁膜症性心房細動という診断になるね．僧帽弁狭窄症は平均圧較差や弁口面積から中等度以上と考えられるけれど，現在心不全を疑う所見もないし検査室心エコーで落ち着いて重症度を再確認することにしよう．現在は頻脈に対する対応と心房細動への抗凝固療法を優先すべきだね．

僧帽弁狭窄症 (mitral stenosis: MS)

　リウマチ熱や弁輪周囲石灰化により僧帽弁に狭窄をきたす弁膜症．従来はリウマチ熱を背景としたリウマチ性 MS がほとんどであったが，最近では高齢化に伴い弁輪周囲石灰化が原因となることもある．

　MS により左房圧が上昇するため，肺うっ血や右心不全を生じる．また，左房内血栓や心房細動を合併することが多いが，リウマチ性であった場合は新規経口抗凝固薬である DOAC (direct oral anticoagulants) が推奨されないことに注意する．

【重症度診断】
1. 僧帽弁平均圧較差：僧帽弁流入血流波形をトレースして求める
2. 僧帽弁口面積
a) PHT 法：僧帽弁口面積 $(cm^2) = 220/PHT \ (ms)$
b) プラニメトリ法：短軸断面で僧帽弁口を描出し直接面積をトレース

リウマチ性MS の重症度評価

	中等度以下	重症	超重症
平均圧較差 (mmHg)	<5	5-10	>10
弁口面積 (cm^2)	>1.5	1.0-1.5	≤1.0
PHT (msec)	<150	150-220	≥220

(Nishimura RA, et al. J Am Coll Cardiol. 2014; 63: e57-e185[1] より改変)

経過

頻脈に対してはカルシウム拮抗薬を用いて HR 80 程度に落ち着き，症状は改善した．脳梗塞リスクの評価として $CHADS_2$-VASc スコアは 2 点（年齢，女性）であり，抗凝固療法としてヘパリン持続静注およびワルファリン内服を開始した．検査室心エコーでは，僧帽弁狭窄症は重症と診断されたためハートチームで侵襲的治療の適応があるかを検討されることとなった．

抗凝固薬の選択

心房細動の抗凝固薬の選択は，弁膜症性心房細動の有無やリスク評価をもとに以下のように進める．

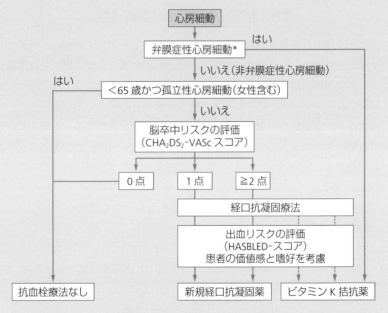

抗血小板療法［アスピリン＋クロピドグレル，アスピリン（より効果が低い）］は，経口抗凝固薬を拒否した患者あるいは出血以外の理由で抗凝固薬を忍容できない患者で考慮すべきである．経口抗凝固薬あるいは抗血小板薬投与の禁忌に該当する場合は，左心耳の閉鎖術や閉塞術，切除などを考慮してもよい．

＊：リウマチ性弁膜症と人工弁を含む．実践：第一選択治療，点線：代替治療

(Camm AJ, et al. Eur Heart J. 2012; 33: 2719-47[2]) より改変)

確定診断

リウマチ性僧帽弁狭窄症による持続性心房細動

動悸の原因が不整脈であっても，背景に心疾患が隠れている可能性があることに注意．

●文献●
1) Nishimura RA, et al; American College of Cardiology/American Heart Association Task Force on Practice Guidelines. 2014 AHA/ACC Guideline for the Management of Patients with Valvular Heart Disease: a report of the American College of Cardiology/American Heart Association Task Force on Practice Guidelines. J Am Coll Cardiol. 2014; 63: e57-e185.
2) Camm AJ, et al. 2012 focused update of the ESC Guidelines for the management of atrial fibrillation: an update of the 2010 ESC Guidelines for the management of atrial fibrillation. Developed with the special contribution of the European Heart Rhythm Association. Eur Heart J. 2012; 33: 2719-47.

3 実践で学ぶ POC 心エコー

6 浮腫

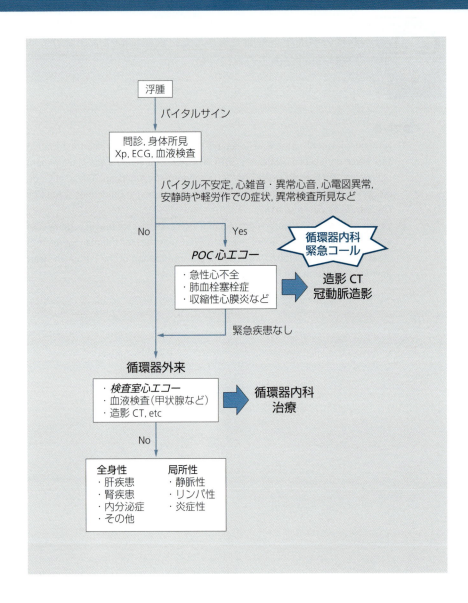

▌What to do...

1. **接触**
   - バイタルサインの異常がないことを確認.
   - 問診で浮腫が全身性か局所性か，また発症様式や増悪因子を確認する.
   - 頸静脈怒張や心雑音など身体所見の確認.
2. **POCT**
   - 胸部レントゲン，血液検査，心電図を確認する.
   - POC 心エコー（FOCUS）で心血管疾患の可能性を鑑別する.
3. **循環器内科　緊急コール**
   - 心血管疾患の可能性があれば循環器内科への緊急コールを考慮する.
4. **確定診断への道**
   - POC 心エコー（TTE$_L$），造影 CT，冠動脈造影の必要性を検討する.
   - 緊急疾患がなければ，循環器内科などで浮腫の鑑別を進める.

POC 心エコー　チェックリスト

FOCUS

浮腫をきたす心血管疾患を疑う所見がないかを確認する.
- ☐ FOCUS フローチャート：ショック以外（45 頁参照）

TTE$_L$

浮腫をきたす原因として右心不全や深部静脈血栓が鑑別にあがる.
- ☐ 急性心不全：循環不全やうっ血を疑う所見，明らかな原因疾患の確認
- ☐ 肺血栓塞栓症：右室拡大や心室中隔平坦化，右心負荷などがないか

全身性浮腫の原因として心疾患・肝疾患・腎疾患が多い. とくに心疾患では急性心不全と肺血栓塞栓症の否定は確実にすべきである.

1 若年男性の全身浮腫

症 例

32 歳男性

【主訴】全身浮腫

【病歴】2 年前から外出する機会が減っており，最近の食事は即席
食品がほとんどであった．3 週間前から徐々に全身の浮腫を自覚
し動作が緩慢になり食欲はより低下していた．数日前から下腿浮
腫が増悪したため内科外来を受診した．

【既往】特になし

【内服】特になし

【家族歴】突然死の家族歴はなし

【喫煙】10 本/日×10 年

【飲酒】ビール 1 缶/日×10 年

接触

意識は清明．本人は自覚していないが，肩で呼吸をしている．

身長: 172 cm，体重: 90 kg，BSA: 2.03 m^2，体温: 36.6℃，GCS:
E4V5M6

血圧: 133/51（78）mmHg，**脈拍: 120/分**，SpO$_2$: 99%（室内気），
呼吸: 30 回/分

神経: 明らかな麻痺や痙攣なし

頸部: 頸静脈怒張なし

胸部: 呼吸音清明，**第 2 肋間胸骨左縁に収縮期雑音 Levine Ⅲ/Ⅵあり**

四肢: **上下肢に著明な浮腫あり**，四肢冷感なし

258　6　浮腫

POCT

▶血液検査・血液ガス

血液検査: WBC 10900/μL, RBC 495万/μL, Hb 15.3 g/dL, Plt 28.6万/μL, Alb 3.3 g/dL, BUN 41.4 mg/dL, Cre 1.21 mg/dL, AST 21 U/L, ALT 14 U/L, LDH 242 U/L, CK 208 U/L, CK-MB 7.8 U/L, HbA1c 5.1%, Na 126 mEq/L, K 4.7 mEq/L, Cl 95 mEq/L, CRP 0.02 mg/dL, BNP 236.8 pg/mL, TSH 4.290 uIU/mL, FT4 1.38 ng/dL, トロポニンI 0.020 ng/mL

血液ガス（動脈血）: pH 7.531, PCO$_2$ 13.8 mmHg, PO$_2$ 104.2 mmHg, HCO$_3$ 11.3 mmol/L, BE −7.9 mmol/L, Lactate 26.9 mg/dL

心電図

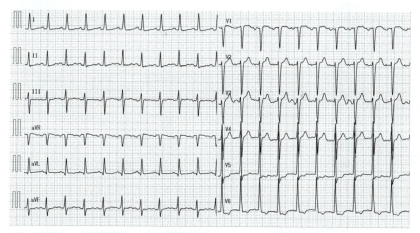

HR 123 bpm, 洞性頻脈, V5-6 陰性T波

胸部レントゲン

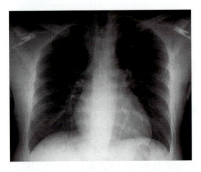

右第2弓と左第3・4弓に拡大あり，うっ血あり

浮腫フローチャート

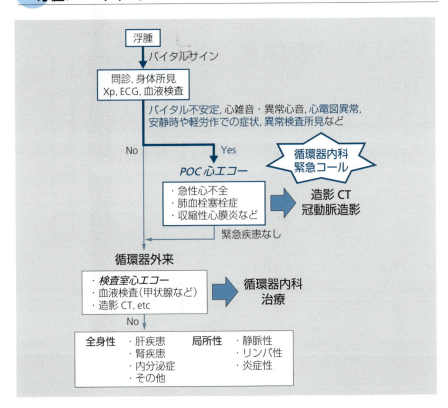

POC 心エコー (FOCUS)

拡張末期　　　　　　　収縮末期

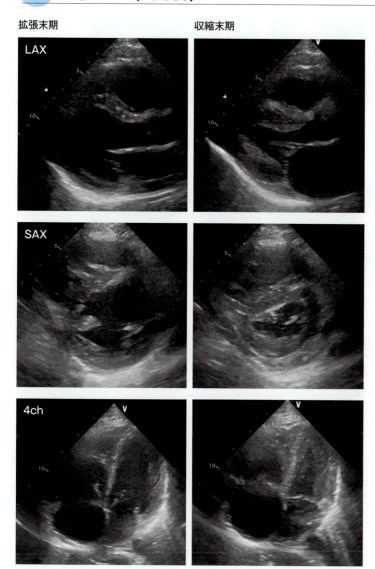

LAX

SAX

4ch

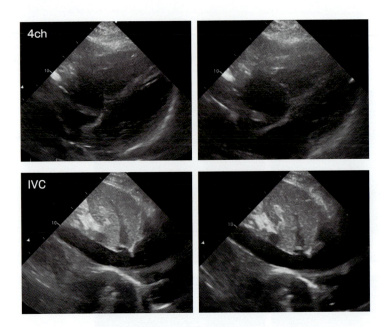

- ☑ 左室：拡大あり，収縮能亢進
- ☑ 右室：著明に拡大あり
- ☑ 心嚢水：なし
- ☑ IVC：IVC拡大あり，呼吸性変動低下

FOCUS フローチャート

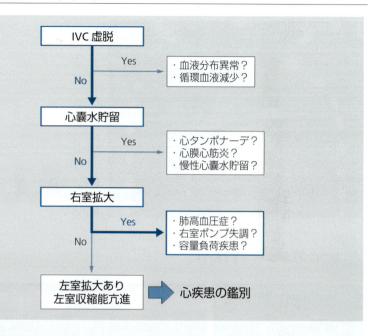

実況中継 ①

Yoshi：当症例は3週間前からの全身浮腫で来院した若年男性です．ここ最近は外出する機会も減り，十分な食事もとれていなかったようです．来院時に頻脈傾向で呼吸数も多い点が気になりました．血液検査では低ナトリウム血症や軽度腎機能低下やBNP上昇を認め，血液ガスで呼吸性アルカローシスを認めています．心電図は洞性頻脈，胸部レントゲンでうっ血と，右第2弓と左第3・4弓に拡大を認めます．

FOCUSを確認すると，IVCおよび右室の著明な拡大を認めますが，左室収縮能は亢進している状態でした．酸素化の低下は認めませんが，肺血栓塞栓症は否定しておくべきかと思いますので造影CTを確認します．その他の循環器内科的な鑑別もお願いします．

Nahoko：了解しました．造影CTを施行した後に再度詳細に評価します．

造影 CT

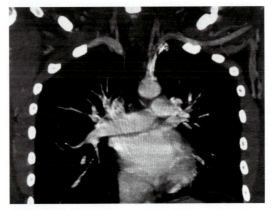

明らかな肺塞栓や下肢静脈血栓症を認めない，明らかなシャント疾患を認めない

POC 心エコー（TTE_L）

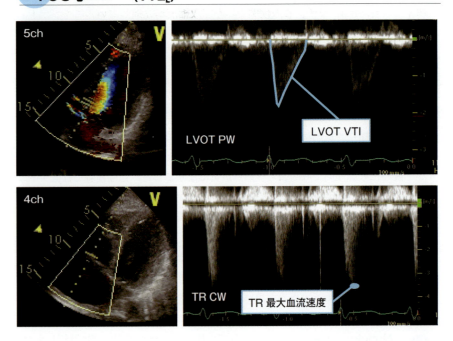

264　6　浮腫

- ☑ 左室：左室駆出率 70％，左室拡大あり
- ☑ 弁膜症：軽度三尖弁逆流，その他明らかな弁膜症なし
- ☑ 右室：右室収縮能は保たれている（TAPSE 29 mm），右室拡大は著明，心室中隔は収縮期に平坦化
- ☑ 心嚢，心膜：あきらかな心嚢水，心膜肥厚はなし
- ☑ その他：明らかなシャント血流を認めない
- ☑ 血行動態：一回拍出量 112.5 mL，心拍出量 12.6 L/分，心係数 6.2 L/分/cm^2，全身血管抵抗 444 dynes*sec*cm^5（正常値 800-1200），肺動脈収縮期圧 58 mmHg

実況中継 ②

造影 CT では明らかな肺血栓塞栓症やシャント疾患は否定的でした．TTE$_L$ では，右心負荷が明らかで左室収縮能の亢進が著明でした．全身浮腫があり BNP 高値であることから急性心不全の可能性が高いですが，左室収縮能が亢進して心拍出が増加しているのは特異な印象を受けます．

Kentaro：まず，この症例では左室収縮能が亢進しているにもかかわらず洞性頻脈であることはポイントになりそうだね．このような状況では高心拍出量症候群や急性弁膜症が鑑別にあがる．急性弁膜症は否定的で，心拍出量の増加を認めていることから高心拍出量症候群が最も疑わしい．それでは，高心拍出量症候群をきたす疾患の鑑別をしておこう．

高心拍出量症候群の鑑別は，甲状腺機能亢進・貧血・脚気はよく知られています．甲状腺ホルモンは正常値で貧血はありませんでした．あっ，この人の最近の食生活からすると脚気の可能性が十分ありますね！　早速，血液検査でビタミン B1 を確認してみます．

ビタミン B1 の結果が出るまでには時間がかかることに注意が必要だね．急性心不全の原疾患が脚気を疑う場合，最初からビタミン B1 投与を開始しておこう．また Forrester 分類 II 群にあたるが，当症例では全身血管抵抗は低下し末梢血管が拡張しているので，利尿薬がより効果的だね．

容量負荷をきたす疾患
- 慢性逆流性弁膜症
- シャント疾患
- 高心拍出量症候群

高心拍出量症候群

末梢血管の拡張や交感神経の亢進などを原因として心拍出量が増加しているにもかかわらず，肺うっ血や全身浮腫など心不全をきたす病態をさす．しばしば敗血症性ショックで認められる．

【原因疾患】
敗血症：末梢血管の拡張
脚気心：ビタミン B1 欠乏により末梢血管が拡張
甲状腺中毒症：甲状腺ホルモンの過剰分泌により全身の酸素需要が増加
貧血：ヘモグロビン低下により代償的に心拍出量が増加
先天性心疾患をはじめとする短絡疾患：左→右シャントにより循環血液量が増加

経過

ビタミン B1 投与および利尿薬投与で良好な利尿が得られ心不全は順調に改善した．その後，治療前の血液データからビタミン B1 が異常低値であることが判明した．治療 1 週間後の心エコーでは右心拡大や左室収縮能の亢進は改善しており，食事指導を受けてもらった後に入院 10 日目に退院した．

確定診断

脚気心による高心拍出量症候群

浮腫を理由に来院した場合でも，重篤な心疾患を有する患者が混ざっている．状態が不安定であれば，POC 心エコーで FOCUS の確認が有用．

付　録

心エコー図の基準値

▶心臓サイズ（日本人における参考とすべきおよその正常値）……

大動脈径（2D 法）	
大動脈弁輪径，cm	1.8〜2.5
Valsalva 洞径，cm	2.5〜3.5
ST 接合部径，cm	2.1〜2.9
左室壁厚（2D 法）	
中隔壁厚，cm	0.7〜1.0
後壁壁厚，cm	0.7〜1.0
左室内径（2D 法）	
左室拡張末期径，cm	4.1〜5.2
左室収縮末期径，cm	2.5〜3.4
左室拡張末期径/体表面積，cm/m^2	2.5〜3.2
左室収縮末期径/体表面積，cm/m^2	1.5〜2.0
左室容量（Simpson 変法）	
左室拡張期容量，mL	57〜113
左室収縮期容量，mL	18〜53
右室面積	
右室拡張期径，cm	2.3〜3.6
右室拡張期面積，cm^2	10〜20
右室収縮期面積，cm^2	5〜12
右室面積変化率，%	31〜57
左房径（2D 法）	
左房横径（心尖四腔像），cm	3.0〜4.1
左房縦径（心尖四腔像），cm	3.9〜5.6
左房横径（傍胸骨長軸像），cm	2.8〜3.6
右房径（2D 法）	
右房横径（心尖四腔像），cm	2.6〜3.9

右房縦径（心尖四腔像），cm	3.8〜5.1
左房容量（Simpson 変法）	
最大左房容量，mL	26〜56
最小左房容量，mL	10〜29
最大左房容量/体表面積，mL/m^2	17〜32
最小左房容量/体表面積，mL/m^2	6〜17

（大門雅夫，他．In：吉川純一，編．臨床心エコー図学 第3版．文光堂；2011．p.746
より）

▶弁膜症の重症度評価
A）左心系の弁膜症
大動脈弁狭窄

	軽度	中等度	高度
連続波ドプラ法による最高血流速度（m/s）	2.0〜2.9	3.0〜3.9	4.0≦
平均圧較差(mmHg) *	<20	20〜39	40≦
弁口面積（cm^2）			<1.0
補正弁口面積(cm^2/m^2)			<0.6

僧帽弁狭窄

	軽度	中等度	高度
弁口面積（cm^2）	2.0<	1.6〜2.0	<1.5

大動脈弁逆流

	軽度	中等度	高度
定性評価			
血管造影重症度	1+	2+	3〜4+
vena contracta 幅(%)	LVOT径の25 未満	LVOT径の25〜64	LVOT径の65 超
vena contracta 幅(cm)	<0.3	0.3〜0.6	0.6<
定量評価（心カテーテル法または心エコー法）			
逆流量（mL/beat）	30 未満	30〜59	60 以上
逆流率（%）	30 未満	30〜49	50 以上

	軽度	中等度	高度
逆流弁口面積（cm²）	0.10 未満	0.10～0.29	0.30 以上
その他の重要な診断基準			
左心室サイズ			拡大

僧帽弁逆流

	軽度	中等度	高度
定性評価			
カラードプラ逆流ジェット面積	小さいLA中央へのジェット		大きなLA中央へのジェット（LA面積の50%超）
vena contracta 幅（cm）	0.3 未満	0.3～0.69	0.70 以上
定量評価（心カテーテル法または心エコー法）			
逆流量（mL/beat）	30 未満	30～59	60 以上
逆流率（%）	30 未満	30～49	50 以上
逆流弁口面積（cm²）	0.20 未満	0.2～0.39	0.40 以上
その他の重要な診断基準			
左心房サイズ			拡大
左心室サイズ			拡大

B）右心系の弁膜症

	軽度	中等度	高度
中央へのジェット（cm²）	<5.0	5～10	10.0<
vena contracta 幅（cm）	なし	<0.7	0.7<
肝静脈収縮期逆流			あり

*弁圧較差は血流量に依存するので，心拍出量や前方への弁通過血流量を考慮した上で圧較差による弁狭窄の評価を行うべきである．
AR＝大動脈弁逆流；LA＝左房；LVOT＝左室流出路；MR＝僧帽弁逆流．
vena contracta＝逆流ジェット縮流部
（Nishimura RA et al. 2014 AHA/ACC Guideline for the Management of Patients With Valvular Heart Disease: executive summary: a report of the American College of Cardiology/American Heart Association Task Force on Practice Guidelines. Circulation. 2014; 129: 2440-92 および Nishimura RA et al. 2017 AHA/ACC Focused Update of the 2014 AHA/ACC Guideline for the Management of Patients With Valvular Heart Disease: A Report of the American College of Cardiology/American Heart Association Task Force on Clinical Practice Guidelines. Circulation. 2017; 135: e1159-e1195 より改変）

索 引

■あ・い

圧半減時間	99
一回拍出量	57

■う・え

植込み型除細動器	215
右室拡大	33, 36, 37
右室梗塞	42, 47, 70, 81, 170, 204, 206
右室流入血流	67
右室流入路断面	15
うっ血	55
エコーウィンドウ	6, 9, 10

■か

外傷性	100, 103
拡張型心筋症	106
下大静脈縦断面	21, 38
下大静脈の拡大	38
カラードプラ法	23
感染性心内膜炎	43, 48, 100, 102, 103, 121, 241, 243
完全房室ブロック	204, 206, 207
冠動脈形成術	184

■き

機械的合併症	70, 75, 77, 78, 183
急性冠症候群	70
急性心筋炎	42, 43, 48, 118, 119, 139, 147, 148, 159, 161, 174, 207, 245
急性心筋梗塞	131
急性心不全	219, 226, 245, 257, 265
急性僧帽弁逆流症	102
急性大動脈解離	42, 43, 47, 48, 70, 83, 100, 130, 131, 133, 135, 139, 161, 174, 191, 192, 194, 198

■け

急性大動脈弁逆流症	98, 131
急性弁膜症	43, 98, 102, 139, 239
急性 AR	99, 241, 243
急性 MR	103
虚血性心疾患	245

■け

経皮的心肺補助装置	150, 162
経皮的中隔心筋焼灼術	215, 216
血液分布異常性ショック	41, 50

■こ

高心拍出量症候群	43, 48, 265, 266
呼吸性変動低下	38
五腔断面	19
コンベックス	6

■さ

再灌流時間	185
左室拡大	31, 33, 35, 36
左室仮性瘤	70, 80
左室駆出率	56
左室収縮能	33, 35, 37
左室自由壁破裂	42, 47, 65, 70, 75
左室短軸断面	13, 33
左室長軸断面	12, 31
左室補助人工心臓	162
左室流入血流	67
三腔断面	18
サンプルボリューム	26, 27

■し

シャント疾患	265
周波数	6
循環血液減少性ショック	41, 50
循環不全	55, 226, 227, 230
心窩部アプローチ	10, 20
心筋症	207

心係数	57
心原性ショック	41, 42, 43, 50, 147, 149, 157, 159
心サルコイドーシス	207
心室中隔穿孔	42, 70, 77, 170, 204
心尖部アプローチ	9, 16, 34
心タンポナーデ	42, 47, 65, 66, 75, 131, 132, 139, 157
心嚢腔血腫	75
心嚢水	32, 34, 36, 37
心拍出量	56, 57
心不全	55
心膜心筋炎	47

■せ・そ

セクター	6
全身血管抵抗	57
僧帽弁狭窄症	253
僧帽弁収縮期前方運動	114, 115, 214, 215
僧帽弁テザリング	107, 108
組織ドプラ	26

■た・ち

大動脈解離	65
大動脈バルーンパンピング	162
大動脈弁逆流	241
大動脈弁狭窄症	86, 139, 174, 197, 213
大動脈弁短軸断面	14
大動脈弁置換術	243
大動脈弁バルーン形成術	149, 150
大動脈瘤破裂	174, 198
中心静脈圧	57

■て・と

低拍出低圧較差 AS	94, 149
低拍出量症候群	230
洞性頻脈	265
ドーミング	91
特発性拡張型心筋症	231, 232
ドプラ法	22

■に

二腔断面	17
二尖弁	91, 241
乳頭筋断裂	43, 48, 70, 78, 79, 102, 103

■は

肺血栓塞栓症	42, 47, 126, 128, 139, 168, 169, 170, 174, 197, 219, 245, 257
肺動脈収縮期圧	58
波形積分値	25
バルサルバ洞瘤破裂	100
パルスドプラ	26

■ひ

肥大型心筋症	111, 113, 197, 213
左回旋枝	73
左冠動脈主幹部	71
左前下行枝病変	72
左半減時間	25

■ふ

不整脈	197, 245
フラップ	83
プラニメトリ法	93
プローブ	6, 7

■へ

閉塞性ショック	41, 42, 50, 147
閉塞性肥大型心筋症	43, 48, 111, 215, 216
弁穿孔	121, 122
弁輪部膿瘍	121, 122, 243

■ほ

傍胸骨アプローチ	9
傍胸骨左縁アプローチ	12, 31

■ま

慢性逆流性弁膜症	265
右冠動脈	74

■ゆ・よ

疣贅	121
四腔断面	16, 20, 34, 36

■ら・り

ラフェ	91, 241
リウマチ性	253
リニア	6

■れ

連続の式法	93
連続波ドプラ	25

■欧文

ACS	42, 43, 47, 48, 70, 75, 77, 78, 81, 83, 139, 147, 148, 159, 161, 170, 174, 178, 181, 197, 201, 202, 204, 205, 207, 219
AR	98
AS	43, 48, 86, 87, 90, 91, 95, 147, 149
視覚的スコア	87, 88
D shape	126, 127
Duke 診断基準	123
FOCUS（focused cardiac ultrasound)	1, 30
HFmrEF	55
HFpEF	55
HFrecEF	55
HFrEF	55
IABP	162
IVC	38

LAX	12, 31
LFLG AS	90, 94
LVAD	162
LVOT 狭窄	111, 114
M モード法	22
McConnell 徴候	127
MR	102
PCI	184, 185
PCPS	149, 150
POCT（POC testing)	3
POC 心エコー	3
point of care	1
rocking	8
rotating	8
RUSH	50, 145, 157, 167
SAM	114
SAX	13, 14, 33
septal bounce	66
simplified Well's score	126, 167, 169
sliding	8
ST 上昇型心筋梗塞	70
STEMI	70
tilting	8
TTE（comprehensive transthoracic echocardiography)	2
TTEL（limited transthoracic echocardiography)	2
ulcer like projection	193
vegetation	121
VTI	25

■数字

4 ch	34, 36

著者略歴

柴山 謙太郎（しばやま けんたろう）
東京ベイ・浦安市川医療センター 循環器内科

略歴

平成 17 年 3 月	千葉大学医学部卒業
平成 19 年 4 月	倉敷中央病院 循環器内科
平成 22 年 4 月	榊原記念病院 循環器内科
平成 24 年 4 月	東京ベイ・浦安市川医療センター 循環器内科 医員
平成 24 年 10 月	Cedars-Sinai Medical Center, Los Angeles, California, USA
平成 25 年 10 月	東京ベイ・浦安市川医療センター 循環器内科 医長
平成 29 年 4 月	東京ベイ・浦安市川医療センター 心血管イメージング教育プログラムディレクター

資格

- 医学博士
- 厚生労働省 臨床研修指導医
- 日本内科学会 認定内科医, 総合内科専門医, 指導医
- 日本循環器学会 循環器専門医
- 日本心臓病学会 特別正会員 (FJCC)
- 日本超音波医学会 超音波専門医
- 日本心エコー図学会 SHD 心エコー図認証医
- Japanese Board of Perioperative Transesophageal Echocardiography
- ASD 治療 TEE 認証医

当センターでは『POC 心エコー』だけでなく，さらに包括的な経胸壁心エコーや負荷心エコーや経食道心エコー，その他モダリティなど心血管イメージングを実臨床で学ぶ場を提供しています．当センターの心血管イメージング教育プログラムにご興味のある方は，当センターホームページを御確認下さい．

POC 心エコー　ただいま診断中！ ©

| 発　行 | 2019 年 2 月 10 日 | 1 版 1 刷 |
| | 2019 年 4 月 15 日 | 1 版 2 刷 |

著　者　柴山謙太郎

発行者　株式会社　中外医学社

代表取締役　青木　滋

〒 162-0805　東京都新宿区矢来町 62
電　話　　03-3268-2701（代）
振替口座　　00190-1-98814 番

印刷・製本/三報社印刷（株）　　〈MM・HO〉
ISBN 978-4-498-03796-0　　Printed in Japan

JCOPY ＜（社）出版者著作権管理機構 委託出版物＞

本書の無断複製は著作権法上での例外を除き禁じられています.
複製される場合は，そのつど事前に，（社）出版者著作権管理機構
（電話 03-5244-5088，FAX 03-5244-5089，e-mail: info@jcopy.
or.jp）の許諾を得てください.